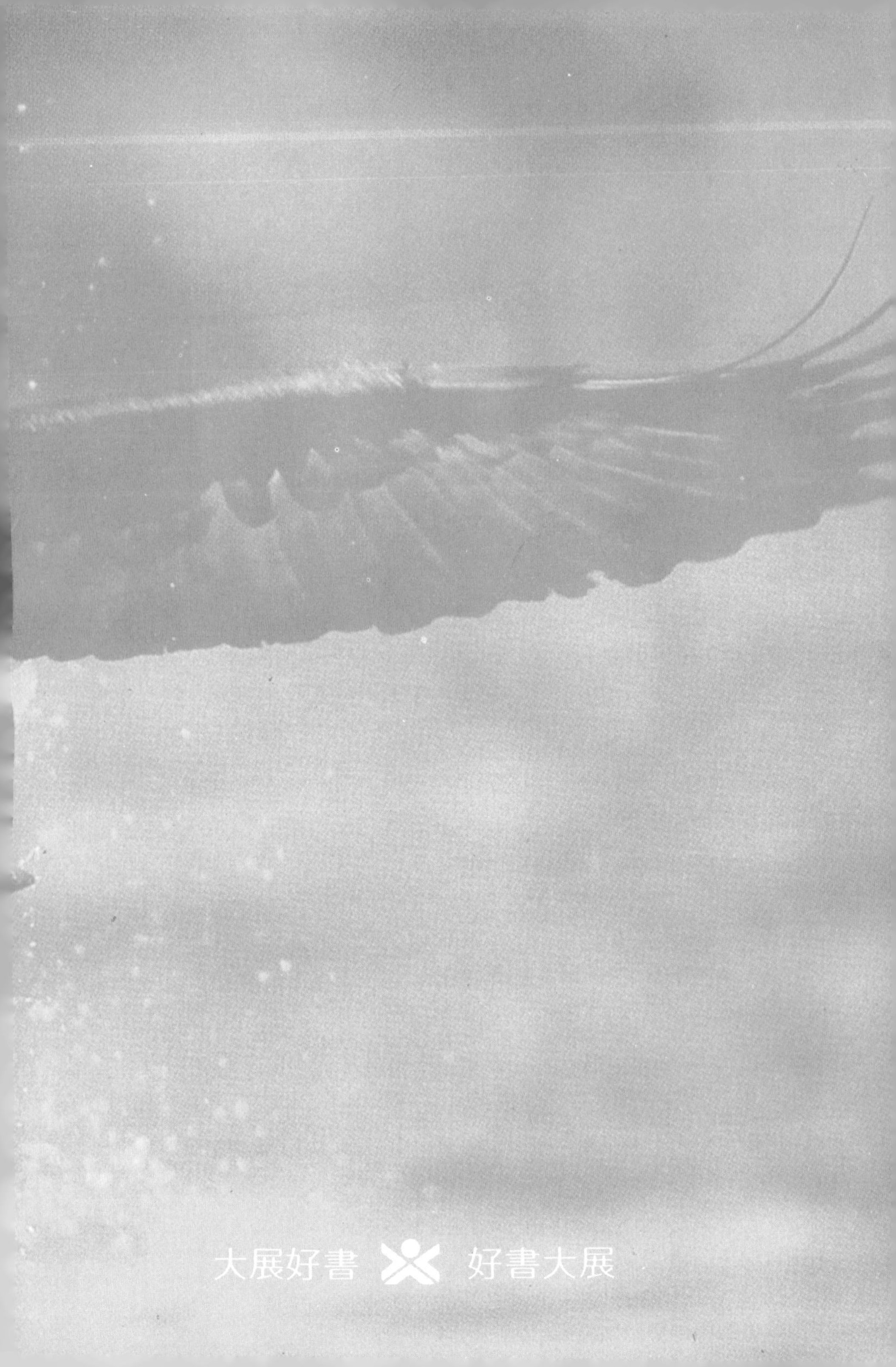
大展好書 好書大展

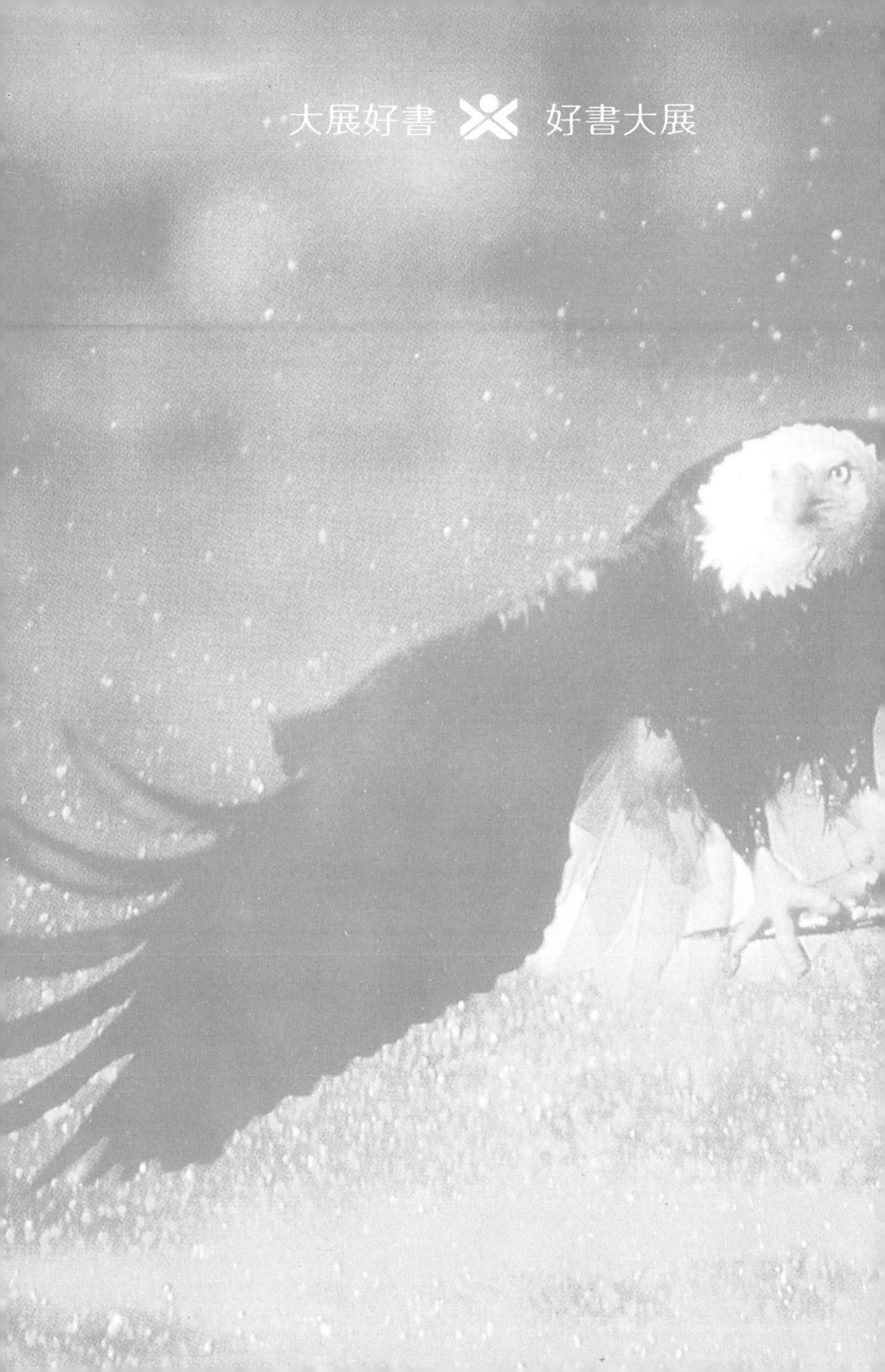
大展好書 好書大展

家庭醫學保健
64

乳癌
發現與治療

黃靜香 譯

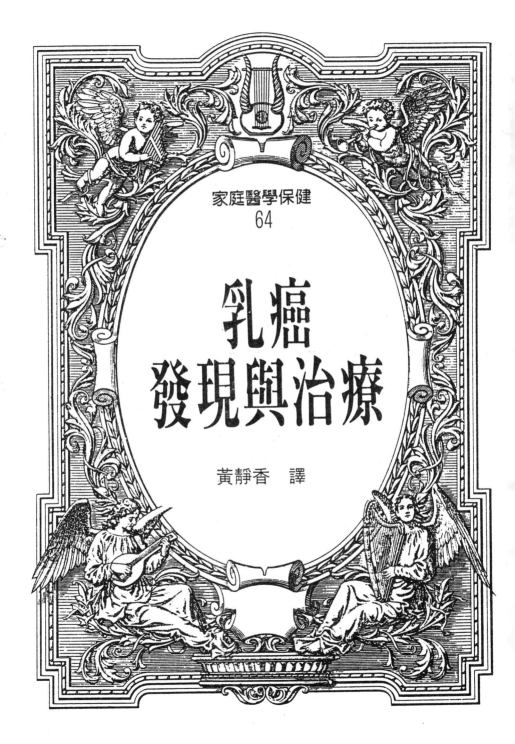

前言

「乳房乃為生命之母」，對女性而言，乳房則為「美的象徵」。侵害乳房之惡敵則是乳癌。

說到乳癌，對女性而言不但難以啟齒，並且一旦有了乳癌徵兆，也羞於求醫，往往至乳癌末期不得已才求救於醫師，往往已經來不及醫治。因此，對於乳癌，應早期發現並予以早期治療。

通常，乳癌治療的方法是將整個乳房切除。這對女性而言，衝擊與犧牲不可謂不小，若得此症，女性總是深陷於象徵女性的第二特徵——乳房，被切除之恐懼中。

最近，醫學發達，一種不必將整個乳房切除，而僅將部份病變乳房切除的手術受到各界注視。

在日本，首先發現此一手術方法，並實際實施手術者，乃為筆者本人，時為二十二年以前。二十多年來，我以同樣的方法，為不少女性作此種手術。這些接受乳癌手術之女性，皆因其手術後仍能「穿著胸衣」，而萬分感激。

關於乳房之稱呼，有幾種不同稱法。有謂「奶奶」者，此乃幼兒對乳房之匿稱，有謂「胸部」、「乳」、或者「乳房」等，此外也有使用暗語者，以一般而言，隨著年齡不同，對乳房的稱呼也有不同。比方高齡者稱「乳」，而「乳房」則是較傳統、古典的稱法。至於「乳腺組織」，則為醫學用語。

說到乳房，有各種疾病，其中最可怕者乃為乳癌，乳癌也是女性最不願意染上之疾病。

乳房對女性而言，乃為女性之第二性特徵，非常重要，然而一般女性卻缺乏乳房保健知識，對乳房認識有限。

我從事乳腺組織之研究已有三十五年之久，對於乳癌之即早發現方法頗有心得，能採用最自然的乳癌手術，使患者在手術後依然能穿胸衣，此外，我也搜集相關資料，充實自己在這方面的知識，並將所得之結論公諸於各界，向女性披露，使其對「乳癌手術恐怖症」之程度降至最低，為此，特寫此書，以資益於天下女性。

希望此書之出版，能使一般人對乳腺組織有所認識，並做為醫生從事乳癌手術之參考，深感榮幸之至。

目錄

步上乳腺外科醫生之道

◉自我介紹——

我的父親以及祖父皆非出自醫學家門，為何我卻走上醫學這條道路呢？想來亦令人費解。不過據說，我祖母家系出了不少醫生，而幼年時代，祖母將我送至算命先生那裡，算命先生說，若我從軍或者從醫，即能有一番作為。即使如此，仔細思量，這並非我從醫之動機，也許僅為從醫而從醫吧！

我就讀五年制舊制中學四年級時，因好友相邀共考醫校（我的朋友先祖亦無人從醫，這位朋友後來也成為醫生），於是大膽地參加了當年舉辦的市立醫大的入學考試測驗。彼次考試可稱為愉快之旅，然而也因此未能通過考試。剛開始半玩笑地赴考，當時很流行一種室內遊戲，我與同伴二人亦玩得開心，不料，姊姊將所照之「遊樂場」相片寄回家，母親看了大為不悅，將我訓斥一番，自此，我才認真考慮投考醫校一事。也參加了大學醫學部之考試。當獲知自己通過考試時，其心情即彷彿獲知成為醫生一般。那時，戰爭如火如荼地展開，三年之醫學課程被迫縮短為二年半進行。而也因為當學生兵的關係，本科四年的課程不得已只好縮短為三年。幸虧醫學生在就學中不須服兵役，然而卻必須在教練的指導下挖掘防空洞，並在B29空襲後從事救護活動。就在距離畢業日期10天以前而即將服兵役時，戰爭終告結束。本來，我那個時候讀完醫科，一畢業即可獲得醫生執照，卻因戰敗，美軍進駐而被迫從事實習醫生半年。不但如此，還必須參加國家考試方能取得執照。我們幾個人抗議不成，只好參加考試，最後，終於通過考試成為醫生。

嚴格地說來，通過考試尚不能成為正式醫生，為了在這方面有更深的認識，我回到母校醫學部外科學教室，從事這方面的進修。

在一般人的觀念中，總認為外科醫生乃醫生中最受重視之職位。我剛開始觀看其他外科醫生從事盲腸切割手術時，當場嚇得昏倒，後來受同業以及先輩的指導與鼓勵，才得以成為正式之外科醫生。

我執業幾年，擁有不少臨床經驗後，便進一步攻讀博士學位。雖然當時先輩皆認為有否博士文憑並不重要，然而我還是下定決心攻讀博士學位。

前癌狀態＝若有此症而置之不理，組織將產生病變，演變成癌。

乳腺症＝受人體內分泌之影響，乳腺細胞突然增加、減少或者變形，然而並不屬於疾病。

乳腺＝分泌腺之一種，屬於發達之汗腺，為製造母乳之器官。

於是我進入研究室從事技術研究，當時我的教授並沒有指導我，僅把「前癌狀態之乳腺症」此一論文題目給我。當時我並不了解此一論文題目之重要，現在回想起來，才了解此一題目之重要，並且此一題目也成為我後來研究之動機，而我也愈來愈對女人乳腺之研究感到興趣。尤其當時民間流傳一句話：「若患乳腺症而不馬上就醫，即演變成乳癌！」受到這句話的影響，許多具有健康乳腺之女性，不分年齡皆盲目地將其乳房切除。其中最令我心痛的是一位剛20歲即切除乳房之女性對我所說的話，她說：「我已無法嫁人了……」。

是否乳腺症即是乳癌之前症？我抱著此一疑問，專心從事乳腺研究。

在美國，乃利用純種之母獵犬來從事乳腺研究，然而日本人認為利用純種母獵犬來從事研究未免太過浪費，因而美國人將母狗已產下的小狗保留幾隻，其餘的便贈送日本做為實驗之用。

我所留學之大學研究室附近，像此類之母犬於廣大的範圍內僅飼養三百隻，讓母犬致乳癌的方法乃是使用X光照射母犬。至於老鼠，則使用DMBA樂器。受X光照射致癌的獵犬因被使用於研究上而犧牲，或

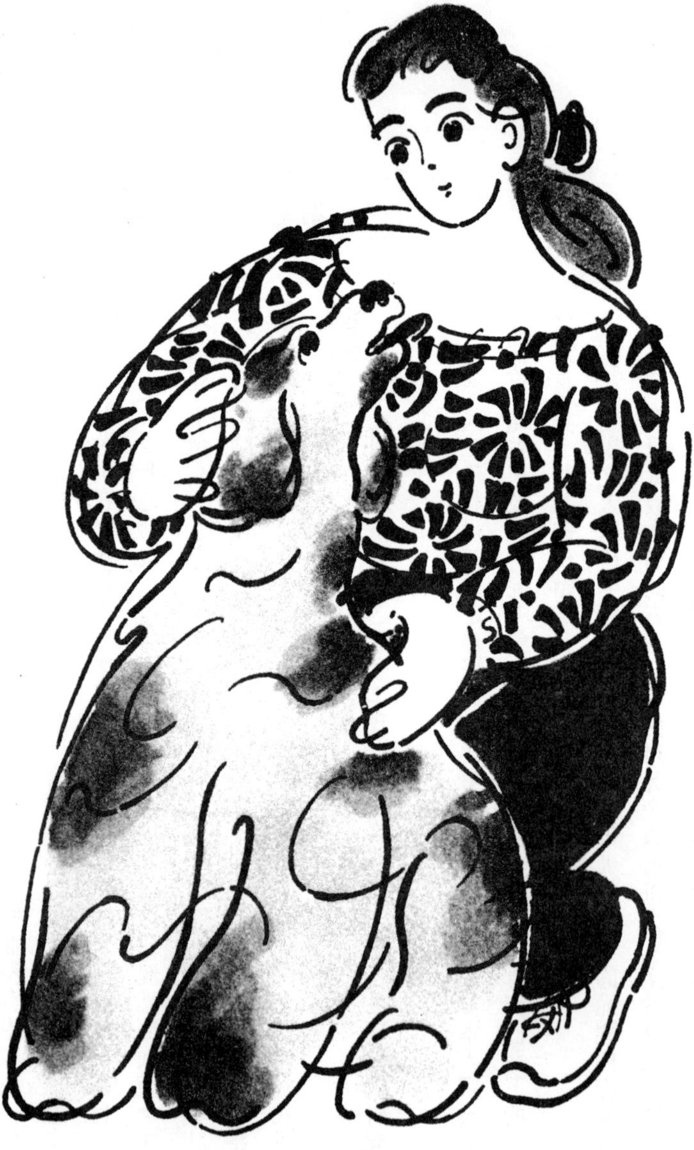

淋巴節或淋巴球＝淋巴節散佈於身體各處，並能抵擋外來細菌之侵入，其作用一如古代之關卡。淋巴球藉血液浮游之小細胞搬運免疫物質。ＡＩＤＳ（愛滋病）發生時，此種細胞會顯著減少。

者利用於人類所做之切除乳房手術試驗，或者將胸部肌肉及腋下之淋巴節去除以供手術研究使用。某種狗自然發生乳癌的情況很多，患乳癌的狗與人類相同，必須住院接受手術治療，此乃基於愛護動物之理由。

話說回來，貓的情況則與狗完全不同。幾乎沒有罹患乳癌者，然患胃癌者卻很多。這種情況似乎隱示著什麼道理。

經歷各種經驗後，若是乳癌依然千篇一律地無法治癒，在患者接受適合治療的「乳癌根治手術」後，能否以同情的心理，試想「有否將乳頭留下」或者「能否保持乳房形態」之可能，懷抱此種想法，我因而發現「天晶式乳癌摘出同時再建」之手術。至今，對接受整個乳房切除手術再建乳房的女性而言，其手術後所帶來的傷痛乃是來自內心無法彌補的傷痛，而非來自肉體手術後留下之傷痛。因此，今後我更要朝向為數稀少之乳腺專門醫生此道前進，以給予更多女性再生之希望。

◉乳癌是否為傳染性疾病？

乳癌乃是乳癌細胞與人產生相互關係並進而發展者。雖然對動物的抗癌物質，醫學上已有所發現與證實，而人類之抗癌物質的存在亦是必

高危險家系＝母親或姊妹當中有人罹患乳癌之家系乃屬於高危險家系。

然事實，然而屬於重要、關鍵性之物質卻尚未被發現。在乳癌組織中，淋巴球非常多之特殊型乳癌（專門名稱為淋巴球浸潤性髓狀癌），對病後（疾病經過及預估）相當好，因而淋巴球之存在，似乎表示著身體具有免疫抵抗力（ＡＩＤＳ愛滋病發生時，淋巴球減少）。

社會上一般人認為：不僅是乳癌，一般性癌症皆為遺傳性疾病。的確，就乳癌來說，家系裡母親或姊妹罹患乳癌者，其本人罹患乳癌之機率較高，亦即所謂高危險家系罹患癌症者機率較高。不過即使有此一例，亦不能以偏概全。

癌症乃細胞突然變異而造成，此說自古以來即受衆多人信仰，如今相信此說者亦不少。

雖然未得醫學上證實及認定，我本人卻以為乳癌乃傳染性疾病。當然，乳癌並不像傷寒或者猩紅熱等此類屬於急性傳染病，乳癌乃是濾過性病原體所造成而引起的。

若我將此消息公諸於世，不但駭人聽聞，也可能被指責為不負責任的說法。然而從事老鼠乳癌研究時，將濾過性病原體引起的乳腺腫瘍同定分離，然而雖經分離，其他老鼠仍然罹患乳腺腫瘍。

乳腺腫瘍濾過性病原體（MTV）＝在乳腺中以製造腫瘤為目的。乃是比細菌更小之病原體。

腫瘍＝發生於身體之病態瘤，即使不刺激此瘤，此瘤亦會變大。

原來居住於喜瑪拉雅山，在八世紀時因躲避伊斯蘭教徒迫害，而遷居於印度之波斯系祆教一派拜火教教徒，擁有相當高之乳癌發生率記錄。此一族之女性母乳中含有類似濾過性病體ＭＴＶ病毒之記錄已被證實。母乳中所帶致乳癌之濾過性病原體成為致乳癌之媒介。

所有的人一感染上濾過性病原體皆有發癌之可能。不發癌者乃此人具有較強抵抗力之故。使用「抵抗力」此三字來表示概念可能較為模糊，而簡單清楚地講，即是對濾過性病原體具有免疫性。

如果這種抵抗病毒之免疫性低，年輕時即會發病，而乳癌增殖的速度亦較快。若年輕時候罹患過乳癌，縱然經過治療，亦難完全治癒，其原因即在此。

另一方面，隨著年齡的增加，乳癌罹患率亦隨之增加，此乃人類免疫能力隨年齡增加而降低之故。

因此，乳癌本身並非遺傳，乃是免疫能力遺傳的結果。

白血病（血液癌症之說法）之濾過性病原體已被發現。而出現在鼻子部位的癌，亦屬於濾過性病原體所造成一說，也經醫學證實。此外，濾過性病原體所引發之腫瘍亦有多種。

此外，所謂 burkitt 之腫瘍即是淋巴節之惡性腫瘍，也被認為是受濾過性病原體侵入所造成。最近因淋巴腫瘍引起子宮膣部癌說法亦有之，而患此癌者達40％。

因此，也許十年後，會有更多癌症濾過性病原體被陸續發現。

然而，濾過性病原體隨時會變態，此點亦是問題之困難解決關鍵所在。

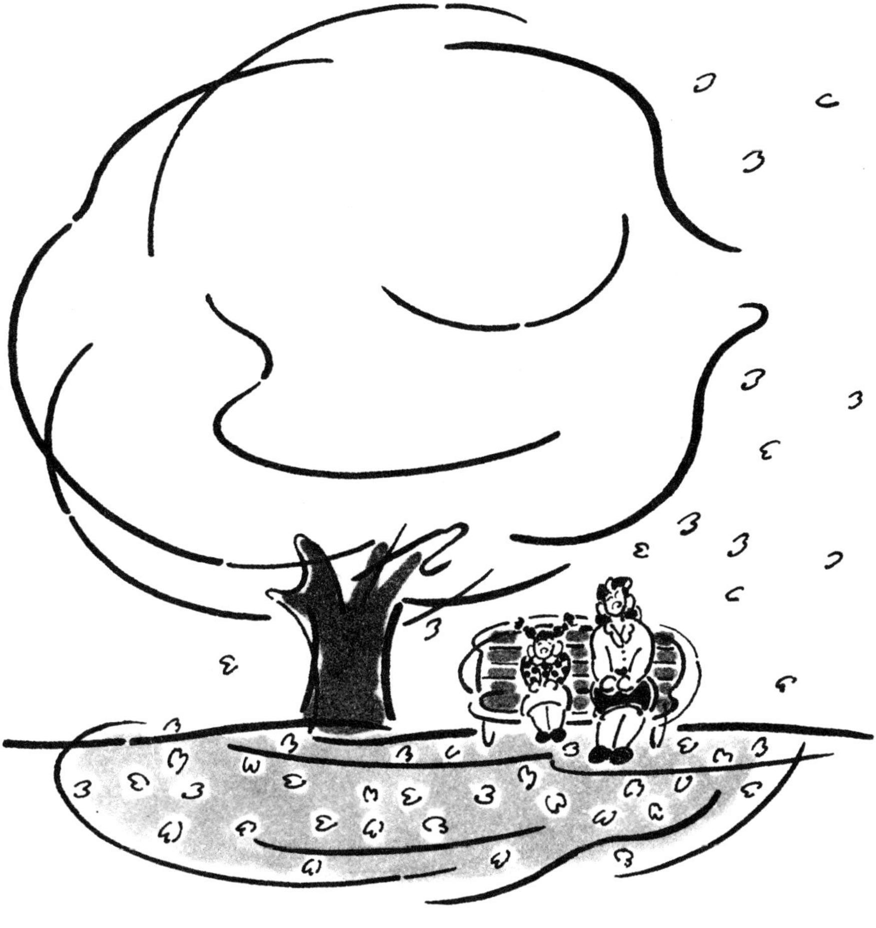

哪些人易患乳癌？——乳癌發生之危險訊號

有些人易患有「女性大敵」之稱的乳癌。

在國內，乳癌罹患率是：成人女子中，十萬人中約有十人會罹患乳癌。與三十年以前比較，其罹患乳癌之機率雖增加了1％，若以年為單位來看，三十年來並無顯著增加。

那麼，到底哪些人容易罹患乳癌？

乳癌之危險訊號大致如左：

1. 乳腺有明顯硬塊者。
2. 同樣乳腺經常有疼痛感者。
3. 乳頭持續分泌出異於母乳之分泌液者。
4. 以前曾罹患乳癌，未患乳癌之一邊可能罹患。
5. 第一胎於三十歲以後生產者。
6. 初經來得早者。

7.停經來得晚者。

8.停經後突然變胖者。

9.直系近親女性罹患乳癌者。

即使如此，若有以上任一種情況出現，也不能斷言罹患乳癌，因此乃針對統計所做的結論。

◉易患乳癌者——

國人罹患乳癌的機率低，此非種族因素，乃是生活方式與西歐不同之故。舉例來說，在美國出生、長大之第二代第三代國人，其罹患乳癌之機率即與西歐、美國相同。而義大利、波蘭女性亦有此傾向。

從生活方式角度來看，沒有孩子或者孩子不多的女性，不用母乳養育者，晚婚而高齡初產者以及初經來得早的女性，根據調查統計，較易罹患乳癌。

此外，個子小而胖者，高血壓者以及有糖尿病、甲狀腺病者，罹患乳癌的機率也比一般人高。

乳癌在四十歲以後，罹患的機率會大增。而在東方，二十五歲以下女性罹患乳癌者幾乎沒有。

從前，據說曾有十三歲罹患乳癌之報告，但由顯微鏡觀察，並非乳癌。

妳有幾項同樣的感覺？——乳癌核對表

- □1.乳腺有明顯硬塊者。
- □2.同樣乳腺經常有疼痛感者。
- □3.乳頭持續分泌出異於母乳之分泌液者。
- □4.以前曾罹患乳癌，未患乳癌之一邊可能罹患。
- □5.初產於三十歲以前者。
- □6.初經來得早者。
- □7.停經來得晚者。
- □8.停經後突然發胖者。
- □9.直系近親女性罹患乳癌者。
- □10.沒有孩子或者孩子不多者。
- □11.沒有以母乳親自哺乳養育孩子者。
- □12.身材小而胖者。
- □13.高血壓者。
- □14.患糖尿病或甲狀腺病者。
- □15.經常吸煙者。
- □16.有喝酒習慣者。

乳癌之自我檢查法

毫無疑問的，早期發現、早期治療乃為治乳癌之最理想捷徑。早期乳癌有98％的治癒率。

乳癌靠自己發現的較多，其他疾病可接受診察，然而乳癌受醫生或配偶發現者較少，因此利用自我檢查的方法自我檢查乳癌。

首先，定期於每月生理期結束後四、五日，自我檢查最為理想。

在女性雜誌中，常介紹自我檢查乳癌的方法，例如，觀察乳頭形狀是否變化，凹下，或拉至一方。乳房形狀是否變化，乳暈以及乳房皮膚是否如橘子般浮腫或有否抽筋情況，兩個乳房大小是否相同，而兩手向上伸展時，乳房形態是否改變，腋下是否有瘤出現等等，若有以上情形出現，則可能是乳癌。

的確，若有上述情形出現，屬於乳癌之危險訊號時，乳癌早已發展進行至某一程度了。

乳頭分泌血，或者如血般之分泌物流出，乳癌中有此現象者僅佔約

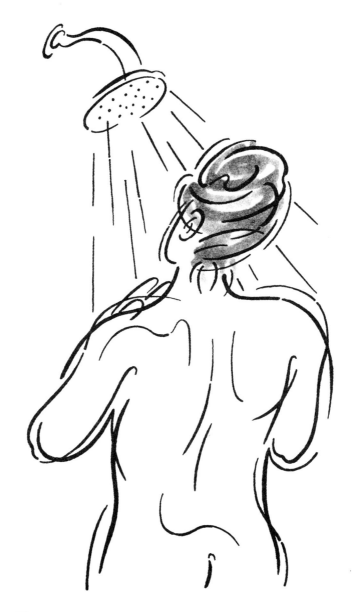

腫瘤＝呈現瘤狀。造成腫瘤的原因有發炎、化膿以及癌症等。

4%而已。

若沒有腫瘤而有此症狀，則可判斷為非乳癌之具有相同特徵之良性瘤。

經常介紹給女性之乳癌自我檢查方法是：先赤裸上半身並仰臥於床上，左邊乳房使用右手，右邊乳房使用左手，以乳頭、乳暈為中心，將打開之手指或呈放射狀之手指，畫圓式地搓觸乳房，若能在肩下放置枕頭，則更能正確了解。

◉簡單而正確之方法

然而也有不必費大功夫，以簡單並且正確的方法自我檢查者。

比方在洗澡時，先塗肥皂於乳房加以潤滑，然後用手指併攏伸直，或以食指、中指一半貼緊乳房，以乳頭為中心，稍稍下壓並以旋渦狀移動手指，若乳房有凸起腫瘤，必會碰到手指，因此，以此種方式發現腫瘤較容易而且正確。

此外，也可以順便抓住乳頭根部以及乳暈，試擠乳暈，此乃檢查乳房是否有異常分泌物之方法。

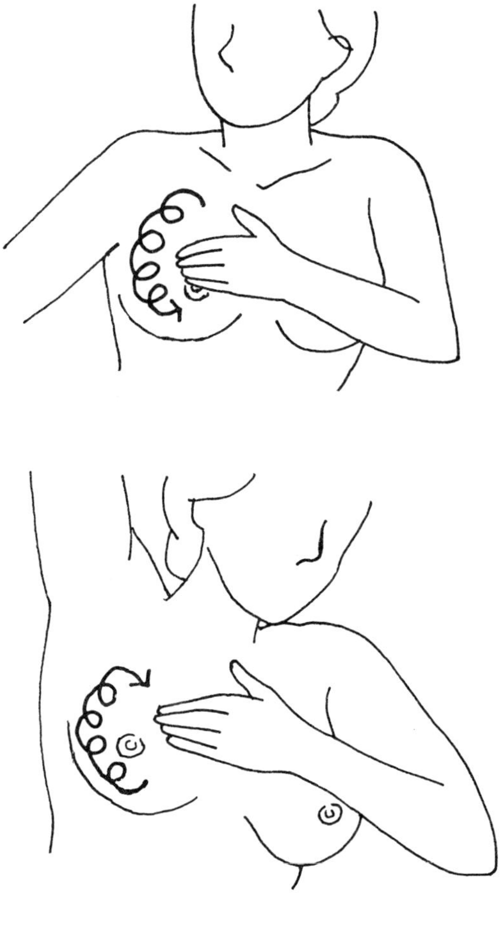

乳癌的自我檢查法

為何會延遲發現乳癌？

治療乳癌早期發現，早期診斷並早期治療為絕對必要之條件。然而實際上人們經常延誤了早期發現以及早期治療的重要，以致影響乳癌治療。

為何會遲延發現乳癌？其原因有：

1. 對乳癌認識不夠，對於治療乳癌的資訊少。
2. 即使發現了腫瘤、硬塊，因腫瘤、硬塊不痛，因而不以為意。
3. 認為治療必須花費一筆相當費用。
4. 目前仍有35％的美國人認為乳癌以目前之治療方式無法治癒。
5. 自己或者配偶接觸乳房的機會少。
6. 精神的、心理的理由——

①害怕被醫生診斷為乳癌。

②認為乳癌令人難為情，此錯誤觀念深植一般人心中。

③即使出現了乳癌腫瘤，自己認為不可能是乳癌，或者發現可能

憂鬱狀態＝情緒壓抑於心中的狀態。

罹患乳癌，然認定無法治癒。

④處於憂鬱狀態，不再關心自己的健康及癌症發生之可能性。

⑤丈夫去世，女性認為罹患乳癌即能至配偶身邊，認為以乳癌致死有如殉教般美麗（從前結核病流行時，曾流行此一想法）。

總之，「知己知彼，百戰不殆」，因此，不必害怕於乳癌此一癌症，女性所應警惕者，乃是超越恐懼與障礙，一感身體異狀，立即求醫並積極治療，此方為保身之道。

延遲發現乳癌的原因

1.對乳癌認識不足。

2.對治療乳癌的資訊認識不多。

3.乳房有硬塊或腫瘤，然因不痛而不以為意。

4.認為治療必須花費相當費用。

5.認為以目前之治療方法不可能治癒乳癌。

6.害怕被診斷為乳癌，或認為罹患乳癌令人難為情。

7.自己或配偶接觸乳房的機會少。

8.不關心自身健康。

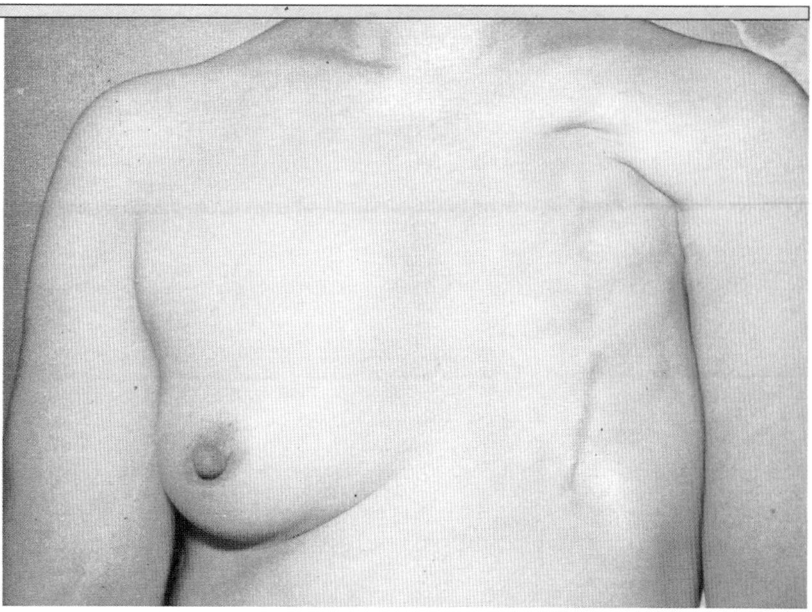

●一般廣泛實施的乳癌根治手術。不僅乳腺，連胸肌、淋巴節也需取出。

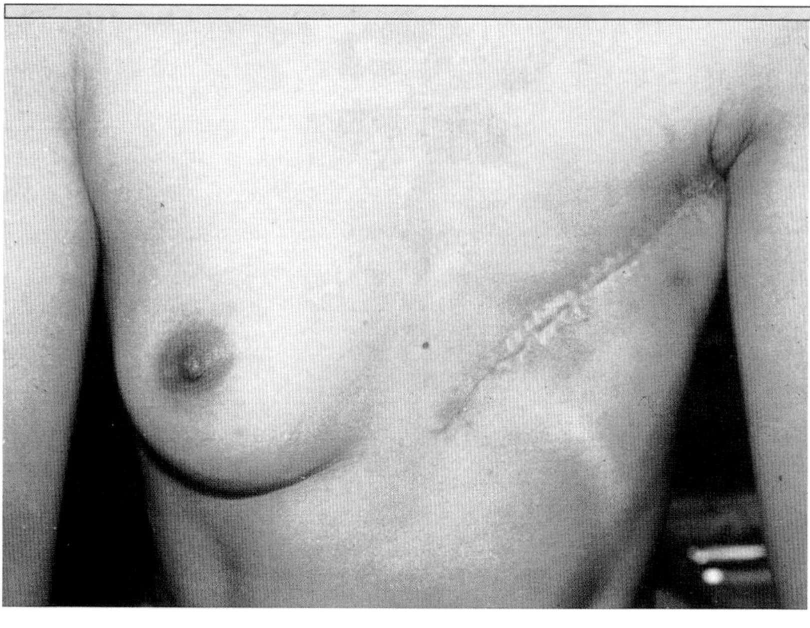

●留存一部胸肌的乳癌根治手術，最近也不稀罕。這是考慮手術後的運動機能所施行的手術。

● 中等程度的乳癌，乳頭上有酒窩狀的凹部。

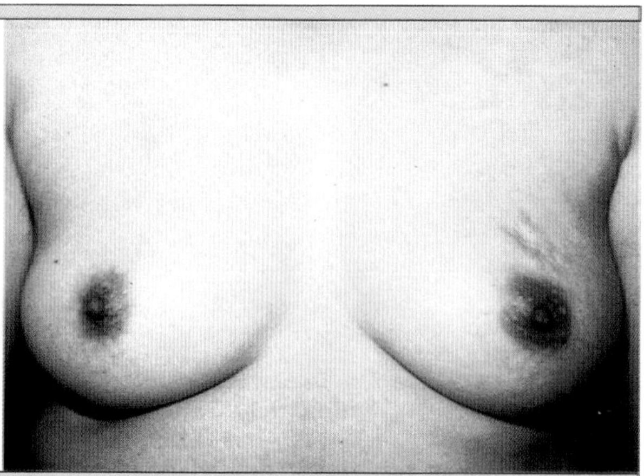

● 中等程度的乳癌，有酒窩狀的凹部與乳頭上的扭曲。

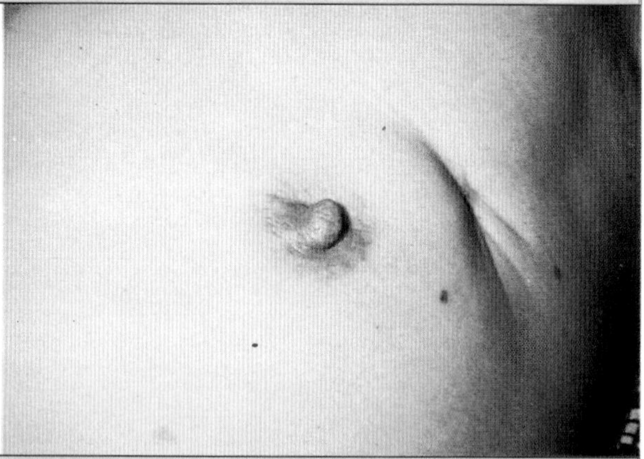

● 極為明顯的中程度乳癌。

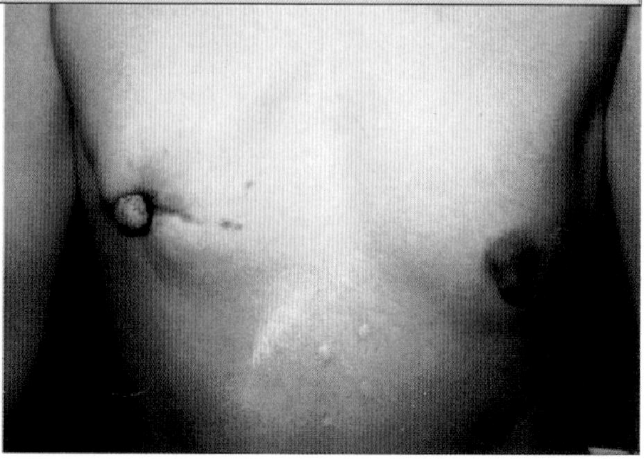

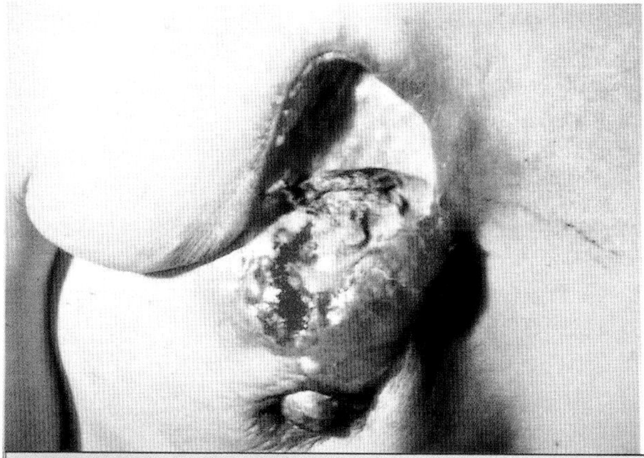

●症狀頗進行的乳癌，在這種症狀下，患者仍然沒有疼痛感。

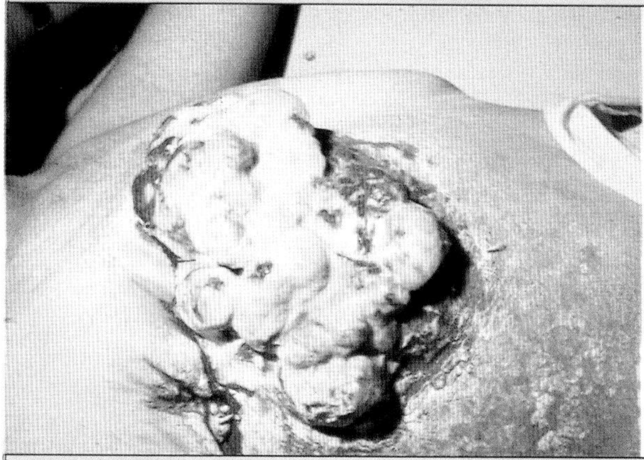

●末期乳癌。迄至這種症狀之前，尚未接受醫師診察的病例。

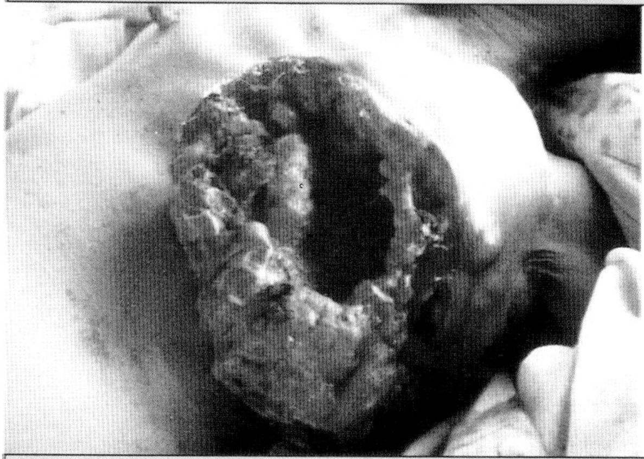

●末期乳癌。能看到胸腔，這位患者也未接受醫師診療。

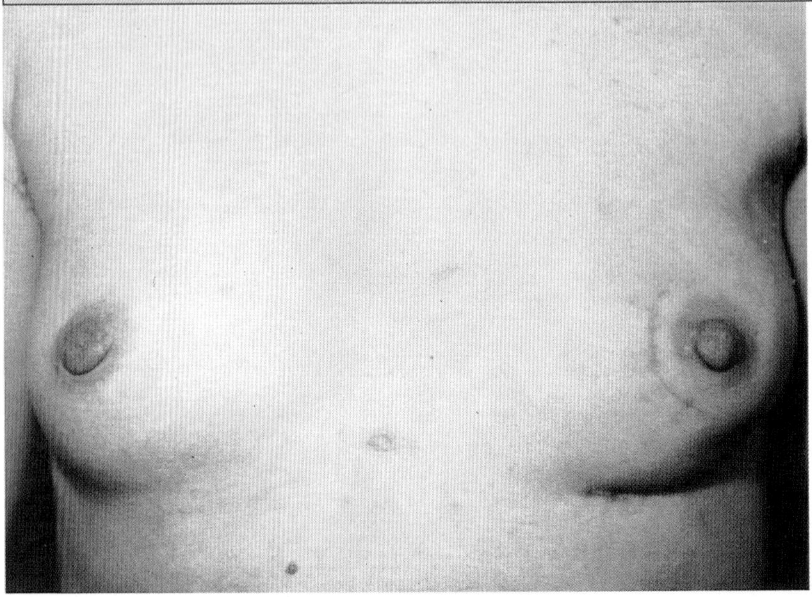

●著者所施行的手術病例。早期發現乳癌，僅摘出一部分。

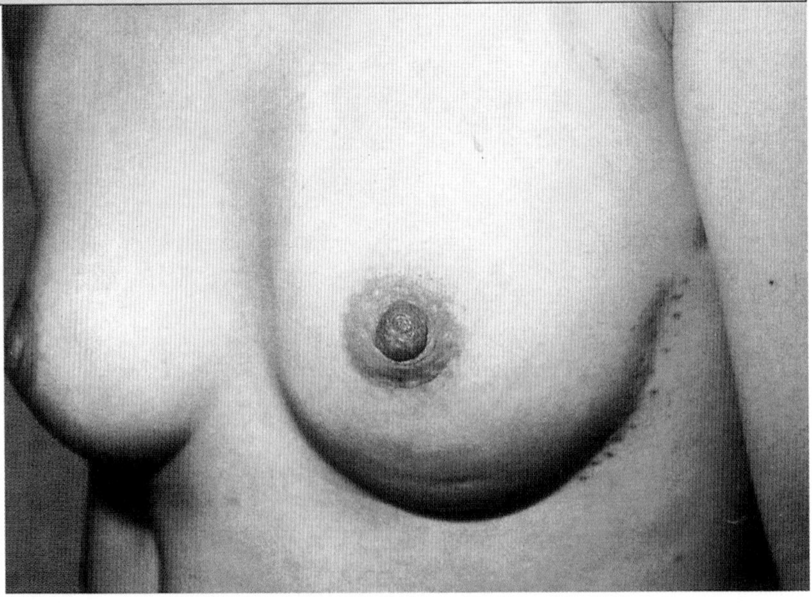

●天晶式乳癌手術。切除乳癌與乳房重建同時進行。

乳房疾病之診察方法——乳腺疾病之診斷

◉對乳癌施行觸診乃為最有效之方法

女性在發覺乳房有異常時，不可猶豫應立即求醫，女性罹患疾病之處容易感難為情，但切不可因而延誤治療，因早期發現早期治療乃為最佳治方。但是，應以何種順序進行診察？以下介紹二種診察方式：

〈問診〉

醫生對患者最初行問診。即是詢問患者對乳房有何煩惱、痛苦，以找出方向。此外，並詢問患者曾患何種疾病（既往症），煙、酒習慣如何、飲食嗜好如何等。

香煙與肺癌的發生具有直接的關係，而香煙與子宮癌亦有直接關係。多量攝取巧克力、可可、咖啡等之女性，易患乳腺囊胞症。此一說法文獻已有記載。而最近美國比較吸煙及不吸煙女性，證實吸煙女性罹患子宮頸癌之機率為不吸煙者三倍。至於每日吸二手煙達三小時以上的女

觸診＝醫生以手診斷患者的方式。

既往症＝患者以前所患過的疾病叫既往症。

子宮癌＝癌症發生於女子子宮部位。有頸癌、頸部癌、體部癌等，其治癒率與乳癌同樣高。

性，即使本身不吸煙，亦同樣容易罹患子宮膣部癌。

香煙中所含有害人體的物質，會經由血液運輸至子宮膣部，並刺激子宮膣部的病毒，使發生癌症。

這種以詢問方式，探查家系近親有否女性罹患乳癌的方式亦屬於問診。

〈視診〉

醫生行完問診後即行視診。患者坐立，上半身赤裸，由患者正面觀察雙面乳房。觀察乳房的形狀、左右大小、皮膚狀態、乳頭、乳暈形狀等。之後，患者舉高雙手，由醫生觀察乳房之形狀是否變化。如在此時發現異狀，疑似乳癌，亦不能算是早期發現。

〈觸診〉

其次，患者赤裸上半身，躺於診斷台上，由醫生攤開雙手診察。壓住乳房並視乳房疼痛否而仔細檢察。

醫生在觸診時並不使用指尖擰抓，此乃避免將正常乳腺組織誤診為

囊胞＝身體中所形成之袋狀。其中儲存有血液或淋巴液。

乳癌之顧慮。

若發現腫瘤，必須仔細檢查皮膚是否有「酒窩」狀出現。

觸診乃以手或指，區分腫瘤屬於「癌」，或者「囊胞」，此種觸診必須是經驗豐富之醫生，否則將難以區分。

美國有名之乳腺專門醫生對乳癌斷言：

「熟練者的觸診優於科學診斷法。」

現在雖是以科學為優先之時代，然乳癌診斷法以觸診最佳。

乳房經過觸診後，以指尖檢查腋下之淋巴節，若有硬而大之淋巴節，可能乳癌產生轉移。事實上，即使乳癌轉移，有時以指觸摸不易發現。

若腋下有硬塊之淋巴節，立即再檢查另一側之腋下淋巴節或鎖骨上淋巴節，如能觸及腋下之淋巴節，則不算是早期或初期乳癌。尤其鎖骨上若出現重大淋巴節，則表示乳癌已進行相當時間了。

乳癌診察要點

問　診	1.對於乳房有否疼痛、煩惱。 2.追究既往症。 3.有無煙酒習慣。 4.家系近親有無罹患乳癌者。
視　診	1.乳房形狀。 2.左右大小情形。 3.乳房皮膚狀態。 4.乳頭、乳暈形狀。 5.是否乳房有酒窩狀腫瘤出現。 6.令患者雙手抬高，以觀察兩邊乳房形狀。
觸　診	1.有否明確腫瘤出現。
檢　查 方　法	1.乳腺軟線攝影。 2.超音波診斷裝置。 3.溫度測定裝置。 4.血液檢查。 5.病理組織檢查。 6.穿刺組織片採取、細胞診。

◉病理組織檢查正確度高

乳腺軟線攝影＝以弱X光線照射乳腺內部構造，以發現乳腺疾病。

〈乳腺軟線攝影〉

使用弱X光線攝影乳腺，由圖判斷乳癌，以此種方法檢查乳癌，既無任何痛苦，X光放射線量亦少。

檢查結果，若X光片出現細小若砂狀或彎曲如藤蔓之陰影，或者如膿般物，則可能為乳癌。

然而若有乳腺囊胞或良性乳腺腫瘤，則亦會顯示在X光片上，因此，檢閱X光片亦需具有專門知識。

〈濕度測定裝置〉

乳癌因其代謝盛行，與其他乳腺部比較，嚴重部份會發出高熱，而溫度測定裝置即利用此一原理。

將此一裝置發表，使用此一裝置僅需患者赤裸上半身，坐立椅上，即能診斷乳癌，消息轟動全乳癌學會，此一裝置所費相當高，對熱反應精密。然而實際上對乳癌之診斷率極低，或許目前已不用於乳癌診斷。

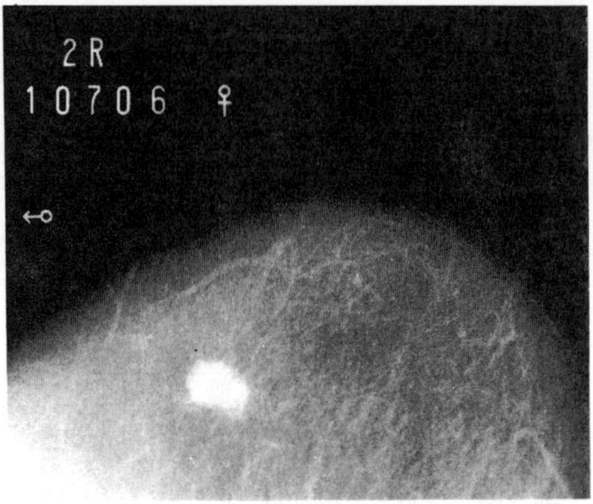

軟線攝影也能拍出這種小乳癌之鮮明陰影。

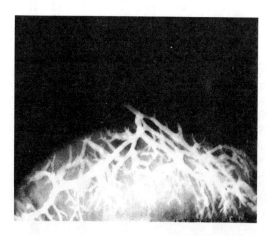

乳管造影，乳腺軟線攝影能觀看出一條多分岐乳管。乳房中這種乳管有十八～二十條。

原發性肝癌＝其癌之發生非由他處轉移而產生，乃原來在肝臟產生之癌。

轉移性肝癌＝癌的發生，由他處轉移至肝臟而產生。

超音波＝其音波之振動頻率相當高，人耳無法聽見。使用於探測魚群及潛水艦等。

〈腫瘍、癌細胞之血液檢查〉

並非血液檢查即能診斷出特異乳癌。使用A—15—3之檢查，能將乳癌以陽性反應顯示出來。使用α—FP則能顯示出原發性肝癌、轉移性肝癌。至於使用TPA，則能暗示癌潛伏之地點。

癌有突發性。在美國據說癌之危險性已日益增高，然因無詳細報告，無從確知，至於國內，則無此例。

而以觸診之檢查方式，可以發現直徑五毫米以下之微小乳癌。我本人則有發現三毫米乳癌之經驗。如此時發現乳癌，僅需短時間治療，不須住院即可完成治療。

從前均仰賴外國製機械，最近國產機械性能優秀，值得信賴。

即使如此，照相攝影並無法百分之百地將乳癌陰影顯示出來。尤其對於乳房小者，攝影更為困難。

〈超音波診斷裝置〉

使用超音波以診斷乳癌。至於大規模之超音波裝置，則使用於發現海底魚群以及潛水艦。超音波使用於醫療上既容易操作，也無傷人體。然而此一裝置對於囊胞鑑別必須待囊胞發展相當程度，才能發現，此乃單獨使用超音波以發現乳癌之困難。

〈病理組織檢查〉

所謂病理組織檢查乃以外科手術取出腫瘤，置於顯微鏡下詳細檢查之法。只要能確實取出腫瘤，對癌之診斷正確度可達百分之百。不過必須對患者施行皮膚切開手術，並且需花費一週時間方能診斷出結果，乃為其缺點。

較能迅速診斷者為凍結法，然診斷之正確度並非百分之百準確。因其診斷方式，乃將組織切成薄片，冷凍後置於顯微鏡下觀察，組織經凍結後可能發生變化。

將組織包於玻璃紙片上診斷較完全。以部份切除方式製作顯微鏡標本。然而若是腫瘤已有癌細胞出現，切割時會將癌細胞擴散至周圍。而最令人躭憂的是將癌細胞趕至血液中，使得癌細胞擴散至其他器官，發生癌轉移作用。

醫學上則用於檢查身體內部。

病理組織＝為檢查疾病發生原因或疾病變化原因，而取出之內臟之一小部份。

凍結法＝為行病理檢查，將取出之組織凍結以製成顯微鏡檢查用之標本。

此外，使用穿刺針取出腫瘤一小部份加以檢查之穿刺法，亦同部份切除法，皆具危險性。另外，穿刺針若沒有對準腫瘤，而取出其他組織，診斷結果將會全然不同，待發覺時為時已晚。

〈穿刺組織片採取及細胞診〉

使用普通注射器及注射針，穿刺於腫瘤上。若遇乳腺囊胞，其中液體即會迴流於注射器內，檢查液中浮游之細胞，實施所謂細胞診加以檢查。

診斷結果可分為1～5階段。1、2階段艮性，階段3須注意；4、5階段則為乳癌。細胞則以細胞核之形狀及染色液之染色程度判定。以肉眼觀察，針刺液若呈現巧克力色或混合血液顏色，則屬於乳癌。然有時肉眼觀察，針刺液為黃色透明液，置於顯微鏡下觀察卻混有乳癌細胞。

因此，對於針刺液必須施以細胞診，才不致於誤診。

關於乳房之各種疾病——乳腺疾病

疾病可分良性與惡性。所謂良性乃是疾病不影響生命。可自然治癒或以治療方式即能痊癒之病。

至於惡性疾病則非如此。若患者本身不適當地接受治療而置之不理，則惡性疾病將或緩慢不絕，或急速進行，終於奪走患者生命。

乳腺疾病亦有良性與惡性之分，惡性疾病之代表則為乳癌。

乳房之疾病大致分為：畸形、炎症（化膿性疾病）以及腫瘤（形成腫瘤之疾病）三種。

在此對於腫瘤及腫瘍特別加以說明。腫瘤與腫瘍皆具有「塊狀」之意。腫瘤包括囊胞或炎症所引起之硬塊（組織變硬、堅固者）。至於腫瘍，則屬於明確新生物，不管其發育速度慢或快，皆具有自律變大性質，屬於「發腫物」。不管發腫物是良性或者惡性，皆以腫瘍稱之。總之是具有瘤狀之物。因此，常被做為診斷不明確之逃避工具使用。如：甲狀腺腫瘍以及肺腫瘍。不過，也有不少醫生使用乳腺腫瘍等名詞。總之，以腫瘍來表示疾病名稱，勿寧說是表示疾病之症狀更為恰當。

◉乳腺良性疾病

〈非腫瘍性疾病〉

▽畸乳

有些男女嬰兒，其乳頭分泌出如乳汁般之分泌物。此乃嬰兒在母體內受母親賀爾蒙強烈影響所致，數日以後即會自然消失，並不留下任何傷害。在西方，稱這種乳房為魔女之乳。

▽新生兒乳腺肥大

此亦受母親賀爾蒙影響，使得新生兒之乳腺變得肥大，一～二個月後自然消失，不需特別治療。

〈腫瘍性疾病〉

▽乳腺纖維腺瘤

乳腺纖維腺瘤乃乳腺內結合組織之一部分，發生異常增殖所引起之疾病。與乳癌不同。其引起之原因乃被纖維膜籠罩，乳腺腺體本身並無增殖情形，僅會緩慢增大，屬於良性疾病。並不會發生惡性變化。二十五歲～四〇歲之年輕女性患者較多，即使置之不理亦無妨害，只是，卵巢功能漸弱（停經期）、縮小，以至消失。六十歲以上老者無此例。

左右乳腺皆可能發生。若躭心有所妨害，可求醫將其摘除，手術既簡單也無須住院。

▽葉狀囊胞肉瘤

使用肉瘤二字難免令人聞之駭然，這裡所說的肉瘤並非肉瘤。有些疾病名稱都翻譯自外來語，此疾病原名為 Cystosarcoma Phyllodes，而 sarco 則是 sarx（肉塊）之希臘用語。翻譯此字者，因不了解其正確原意，而將 sarcoma 直接翻成「肉瘤」。正確地說，應是「木、葉狀囊胞性肉塊」。此一腫瘍（新生物）乍看之下似馬鈴薯，又因其切開面有如樹葉之葉脈，因此而命名。

二十歲以前（十五歲或十七歲，我的經驗最年輕則為十三歲）患者較多，至於二十歲以上，腫瘍現象會消失而成為似纖維腺瘤之物。也可說是年輕之纖維腺瘤。

肉瘤＝屬未成熟之惡性腫瘤。癌症上皮性乃因肉瘤覆蓋組織表面而形成特殊腺組織所致。關於這點，肉瘤並不會形成結合腺組織。非上皮性腫瘤一起形成惡性腫瘤，而發生率較癌小些。

乳腺疾病種類

良性疾病	腫瘍性疾病	乳腺纖維腺瘤 葉狀囊胞肉瘤 乳管內乳頭狀瘤 乳腺腺瘤 乳頭之乳頭瘤
	由鈍力造成乳腺外傷	脂肪壞死
	乳腺炎症性疾病	乳腺炎症 乳管擴張症 蒙德柯默利氏腺炎、毛囊炎 蒙特爾氏病
	炎症腫瘍以外之 乳腺炎症	隆乳或隆乳手術後遺症 乳腺症 乳腺纖維囊胞症 乳腺囊胞症 乳腺多發囊胞症
	非炎症腫瘤之疾病	畸乳 乳腺症
惡性疾病	乳癌 乳腺肉瘤	乳頭腺管癌 粘液癌 小葉癌

此種腫瘍發育急速，僅需三個月時間即會變大加倍，令人噁心，實際上卻屬於良性。不過患者會有腫瘍增大快速之問題。曾有如新生兒頭部一般大小之腫瘍自人體取出。只要體內不殘留腫瘍或者覆蓋腫瘤之纖維性膜，即沒有病情再發、威脅生命之虞。

我於一九六三年四月，集約15案例介紹給學會，因此一名詞新鮮之故，曾流行於外科醫學界。

在外國，四十五歲為此病之發生顛峰。然在國內，同一年齡發生此病之機率卻很低。最近在此名稱前加上良性二字成為良性葉狀囊胞肉瘤，此一名稱予人畫蛇添足之感。

固然也有惡性葉狀肉瘤此種病毒，亦屬於纖維肉瘤一種。此種肉瘤因發生於乳房部分而有此稱呼，與葉狀囊胞肉瘤並無關連。

▽乳管內乳頭狀瘤

乳腺分泌出的乳汁，經由乳管而流出乳頭。乳管內之細胞異常增殖形成腫瘍即是乳管內乳頭狀瘤。

由乳房外部無法觸摸得到，因其腫瘍大小僅二、三毫米。然會造成乳頭出血以及血性之乳頭異常分泌物。所謂出血並非乳頭流出鮮紅血液

乳管＝將乳腺細胞產出之乳汁導出之管，在此易生癌。

漿液性＝黃色透明體液。

，乃是巧克力色之分泌物或者污濁水顏色之分泌物，這種分泌物會緊貼於女性胸衣上，有許多女性待發覺黏附胸衣之分泌物時，方就醫檢查者多。分泌物看似漿液性，經顯微鏡觀察含有紅血球，因而確定為乳管內乳頭狀瘤。這種腫瘍可能受某種病毒影響所致，然尚未獲得證實（而雞之乳頭狀瘤病毒已獲實證）。

有云：乳癌會自乳頭發生出血情形。事實上，罹患乳癌而乳頭出血者僅佔乳癌全體約4％，機率相當低。不過，罹患乳管內乳頭狀瘤者，百分之百會有乳頭出血情況發生，此外，乳癌可明顯接觸感覺到腫瘤，而乳管內乳頭狀瘤則無法觸覺居多。

乳管內乳頭狀瘤完全屬良性，若將乳暈外緣皮膚切開，去除乳管及瘤，不但可完全治癒，亦不會惡化，而手術痕跡亦會完全消失。

▽乳腺腺瘤

屬乳腺疾病中極稀罕之一類。乃以乳汁分泌之腺體異常增殖為主因之疾病。若無「某些」內分泌影響，此腫瘍不致發生。然至目前為止，尚未證實「某些」內分泌為哪些。腫瘍性屬良性，並不會演變成乳癌。

若使用男性賀爾蒙，有治癒乳腺腺瘤之可能，不過，大體來說，必

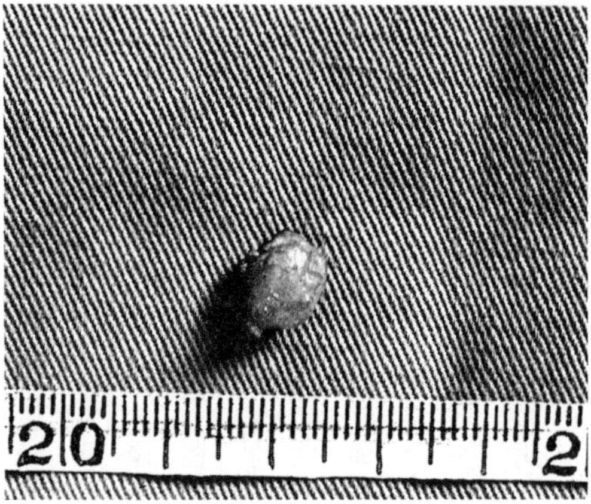

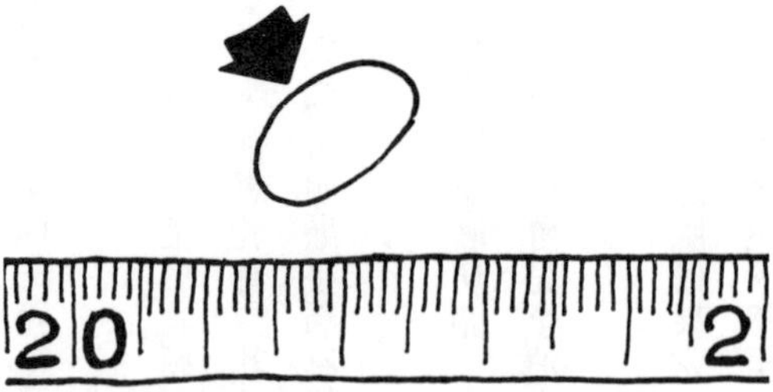

將乳管內乳頭狀瘤去除。

蒙德柯默利氏腺＝乳暈內之皮脂腺。另一說則為：乳暈內乳腺肥大而形成之小結節。

粉瘤＝毛囊或皮脂腺阻塞累積所形成之腫瘤。其中藏有如污垢之物。

脂肪瘤＝脂肪組織所組成之良性腫瘍。

淋巴管瘤＝疾病性腫瘍。

顆粒芽細胞瘤＝發生於舌頭之少見腫瘍。亦有發生於乳腺之例。橫紋肌嫩幼之橫紋肌細胞。

平滑肌瘤＝消化管或子宮平滑肌疾病演變成為腫瘍。一般屬良性。

須同乳癌治療法一般將腫瘍去除。

妊娠三個月哺乳期，乳腺之腺成分會增殖至幾萬倍甚至幾十萬倍。將哺乳時期之乳腺組織置於顯微鏡下觀察，會發現乳腺腺瘤，此為哺乳期乳腺腺瘤。

▽乳頭之乳頭瘤

乳頭瘤因其外觀似乳頭而命名。具有狀如丘狀而鼓起之腫瘍，並有「莖」自乳頭垂下。形狀、大小各不同，大者如櫻桃，成長緩慢，然因屬良性疾病，即使置之不理亦無妨害。若患者因其成長過大造成不快，必須以外科手術予以切除，因僅用藥物無法治癒。

▽其他

除上述之外，並有粉瘤，乃乳暈之蒙德柯默利氏腺細胞脫落堆積而形成之腫瘤。以及蒙特爾腺炎症（化膿）自然痊癒後，於皮下形成纖維性瘢痕，摸起來像腫瘍之瘤。然而這些「瘤」皆非真正之腫瘍。若患者感到不快，可利用外科手術將之取出。

此外，乳腺良性腫瘍有：脂肪瘤、血管或淋巴管瘤、顆粒芽細胞瘤、平滑肌瘤、神經腺纖維瘤、霍吉金病、黑色瘤、汗腺瘤等。這些腫瘍

神經腺纖維瘤＝覆蓋神經結合織成分之腫瘍。

霍吉金病＝以淋巴節系統腫脹為特徵之臨床惡性疾病，多為肉瘤。

黑色瘤＝含有黑色素，乍看為黑色，因而命名之。有良性、惡性之分，惡性腫瘤無法治癒稱為黑色肉瘤。

汗腺瘤＝排汗之汗腺管形成腫瘤。

血瘤＝出血成為人體中之一部份。

壞死＝身體一部份組織或細胞因血行障礙而死亡。出現於燙傷或凍傷。

並非乳腺固有之腫瘍，在身體任何部份皆可能形成，偶爾也出現於乳腺部位。

〈由鈍力造成乳腺外傷〉

▽脂肪壞死

乳腺受外傷時，乳房皮膚下之脂肪組織無法接受輸送之血液，而使組織壞死。

隨時間經過，此一死亡組織形成瘢痕如腫瘍般。觸摸該處皮膚，有不平整之感覺，易誤診為乳癌。

對於體胖之女性而言，即使乳腺不受外傷，因乳房之自然重量，阻礙血液輸送會使得皮下脂肪組織壞死。但經鑑定非乳癌，則可放心，因無演變成惡性腫瘤之虞。

〈乳腺炎症性疾病〉

▽乳腺炎症（化膿性乳腺炎）

所謂乳腺炎，乃細菌附著乳腺組織上引發炎症所致。

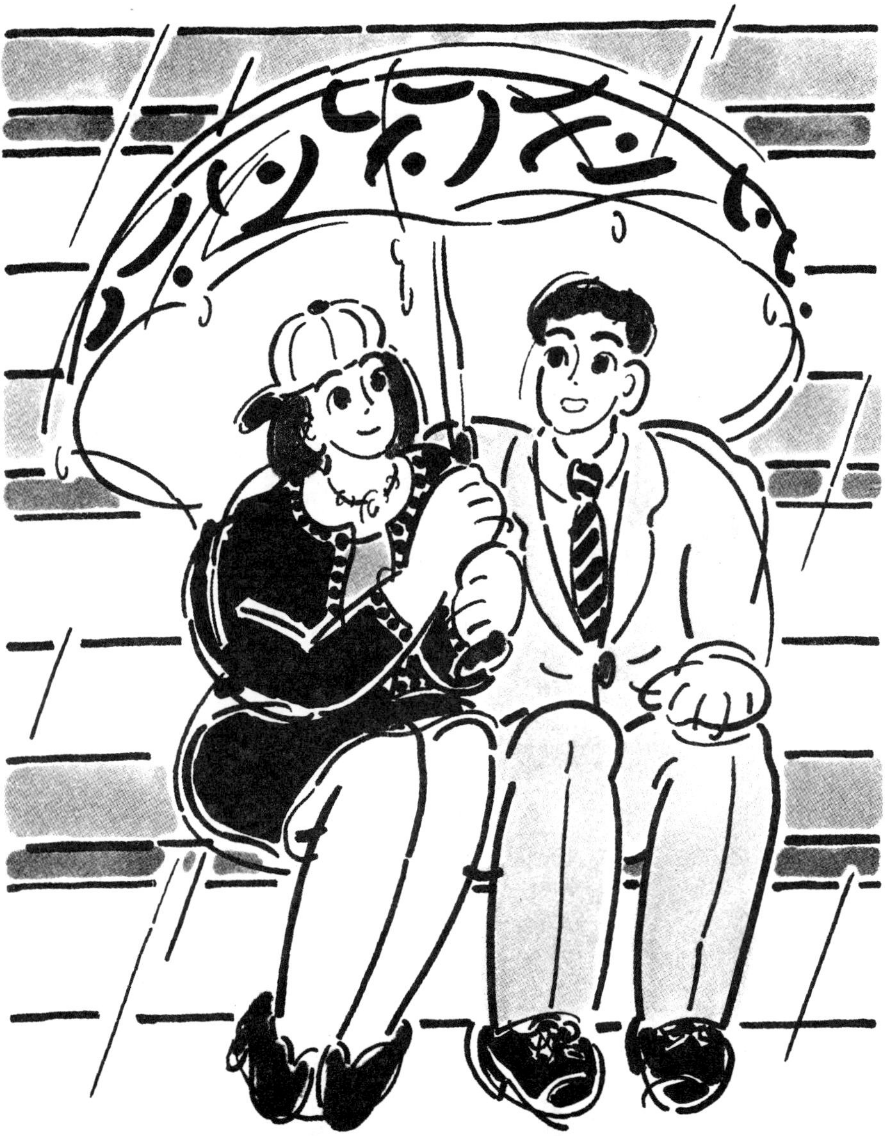

蛋糕乳房＝積性乳腺炎之俗稱。因含乳汁而命名之。

鬱積性乳腺炎＝哺乳中之母乳因排出受阻而堆積於乳腺內，容易化膿。

已育兒之中年、高齡者曾有被醫生診斷為乳腺炎者。然而所謂急性化膿性乳腺炎乃目前正處哺乳時期之女性才可能罹患，沒有哺乳者不會罹患。

因此，疾病始於積性乳腺炎之一部份乳管阻塞，乳汁無法迴流，使阻塞其間之細菌（化膿菌）逐漸惡化而引起。

乳汁混濁時，因適度體溫使之逐漸成為乳酪般之物質，對細菌而言，毋寧是最方便之棲息所。

炎症發展後，使全身體溫或患部體溫升高，伴隨此一熱度，會使患者顯著感覺疼痛與僵硬。最後皮膚紅腫、潰爛，並有惡臭之濃膿由體內排出。

在化膿之前，患者必須忍耐長時間的痛苦。然而一旦膿排出體外，即會消腫、減輕疼痛，然而需要長時間傷口方能治癒，並且可能形成瘻孔，若處置不當，會永久留下膿水流出口。因此應儘早治療。

初期使用抗生物質可治癒，然有時抗生物質奏效，看似痊癒，傷口於十日至二週間也可能復發。因此，早期排膿（於皮膚上挖洞使膿流出），為早期治療之秘訣。

血漿細胞＝又稱為形質細胞。出現於慢性炎症之肉芽中。多發生於梅毒與結核。

急性化膿性乳腺炎並非一般人所說，為演變成乳癌之前兆。

此外，亦有慢性囊胞性乳腺炎之疾病，此乃其他乳腺疾病之一種稱呼，並非炎症。

▽乳管擴張症（又稱血漿細胞乳腺炎）

乃乳暈下具疼痛之腫瘤，或由炎症引起，乃與下面將介紹之陷沒乳頭發生關連之疾病。

陷沒乳頭無論屬真性或屬假性，幾乎為先天性。乃因先天乳管發育不完全，將乳頭拉向內側使之陷下而引起。因此，即使刺激乳房，乳頭亦不會勃起。

當乳頭陷沒時，在其底部深處會堆積污垢。另一方面，發育不全之乳管會變細或彎曲，使乳管內分泌物流動不暢，堆積成形。此時乃繁殖細菌之最佳場所，當然也開始化膿。而一旦引起炎症便難以治癒，對於抗生物質亦無反應。炎症繼續發展的結果，皮膚變紅，最後在乳暈下產生膿瘍（累進膿）。

乳暈部之皮膚較他處皮膚嫩薄，因而不久即會潰爛、流膿，流膿之後會減輕疼痛，然排膿口難以治癒。

於外科醫生診所經常發現將乳暈膿瘍視同其他部位之膿瘍，而輕易將之切開的情形。此一情形會導致傷口難以癒合，更無法治癒。

此種瘻孔稱為「接乳輪瘻孔」。若切一部份置於顯微鏡下觀察，可見慢性炎症，多數為存在其他部位之血漿細胞，以往被視為結核性病變，認為無法治好。

然實際並非如此。因乳頭陷沒，乳管中形成如乳酪般之污垢，因而細菌滋生，無法治癒。

若為完全治癒，先切開排膿，待控制炎症後，第二次切瘻孔之同時，整形陷沒乳頭。否則，同樣情形將會再發生。雖不像乳癌般危及生命，然乃帶給患者相當困擾之疾病，有些人一生皆受其苦。

▽蒙德柯默利氏腺炎及毛囊炎

乃乳暈部之蒙德柯默利氏腺炎症。某些原因，主要為污垢及分泌之皮脂，阻塞腺開口部，使排泄物堆積其中，而分泌物或脫落細胞堆積處引起細菌感染所引起。一旦排膿即可迅速治癒，使用抗生物質治療亦有效。

毛囊炎乃毛根部之炎症，形成如粉刺般物質，並非嚴重之疾病。

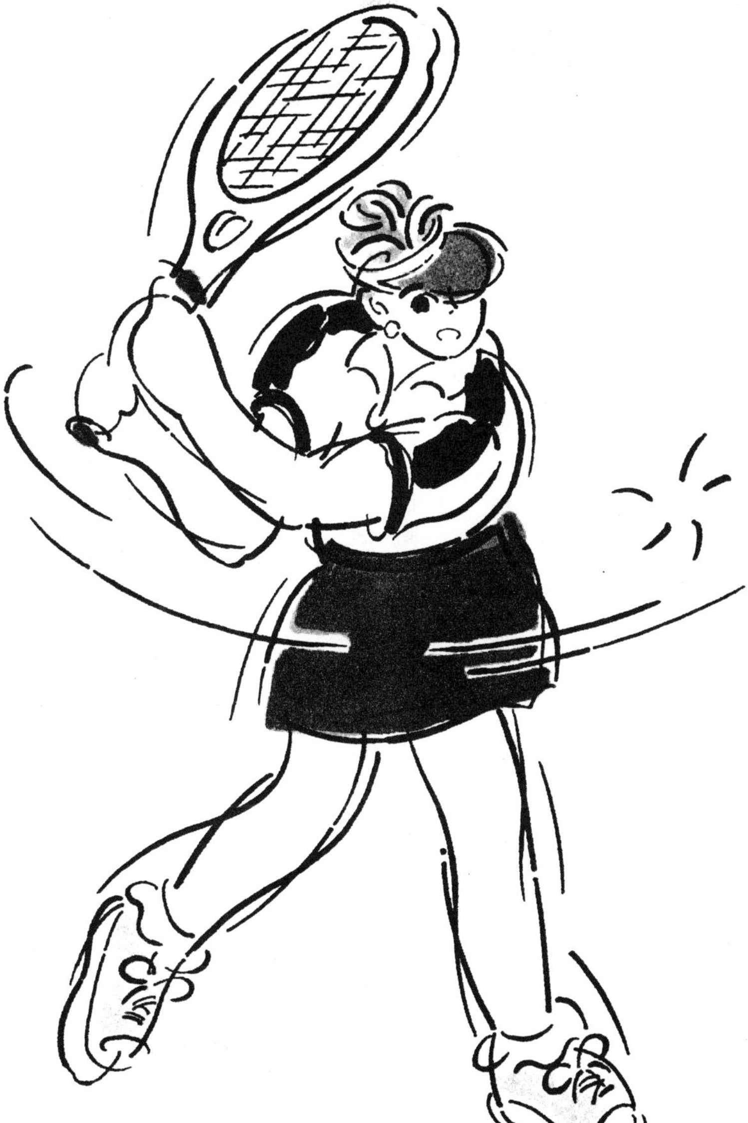

羣皮症＝皮膚硬度增加有如木板般堅硬之疾病。疾病進行一段時間後，會侵害內臟而使患者死亡。原因有內分泌障礙說、營養神經障礙說以及自律神經障礙說等。為不治之病，亦稱為強皮症。

酵母菌＝又稱分芽菌症，乃分芽菌寄生所發生之罕見疾病。會侵害人體皮膚、粘膜、骨、內臟、腦、脊髓等。

胞子絲菌病＝乃由胞子絲狀菌引起之疾病。患者臉、手發生潰瘍之罕見疾病。

放線菌症＝放線菌由口腔、胃腸等處侵入消化管，使消化管硬如木板之疾病。據說乃由「羊」傳染。形成多發性潰瘍，膿中含有特異之菌塊。

▽蒙特爾氏病

此疾病名稱乃根據詳加記錄此病之醫生名字而命名。屬乳房皮下脂肪組織內之靜脈血栓靜脈炎。

患者於舉手時會感疼痛，而乳房會出現有如溝狀之凹槽，有如皮膚下，置繩子之感。與深處之血栓靜脈炎不同，不因血栓移動而危險。

初期使用抗生劑或消炎劑，就算不予治療，三、四個月後會痊癒。

此一疾病名稱最初僅使用於乳房部份，後來連手臂、手腕部份，也使用同樣名稱。

患部疼痛多半起因於患者伸手欲拿架上物，或擦拭高處時，乳房皮下之靜脈延伸，切斷掩蓋靜脈內面之膜而引起。

▽其他

除前述之疾病外，特異性乳腺炎包括：結核、梅毒、癩病、羣皮症、酵母菌症、胞子絲菌病、放線菌症及類肉瘤症等，然並不多見。

〈乳腺良性腫瘍及炎症以外之乳腺疾病〉

▽隆乳及隆乳手術後遺症

類肉瘤症＝皮膚出現小結節或大結節之疾病。

隆乳手術＝乳房加大的手術。

套管針＝排除體腔或水腫液所用之針。

筆者無法確定隆乳手術後遺症是否屬於疾病，但因非屬正常，有治療之必要，因而以「疾病」看待之。其正確名稱應為：乳腺異物肉芽瘤。

乳房為女性之美的象徵，然以造物者給予之自然創造物為最美。若不以自然為美，而求人工整型，其付出代價之高，值得躍躍欲試者三思。所求得之人工美，多半於數年之後，不擊自潰。

所謂隆乳，即是整型外科醫生在希望隆乳者之乳房下皺襞，切開一部份皮膚，以供插入套管針所用。醫生單手托住乳房，將內徑六、七毫米之注射針之套管針插入大胸肌肌膜前，並使用附螺旋槳之注射器，將隆乳材料注入，使乳腺看似隆起之手術。

乳房下部已切開之皮膚，利用小手術將其縫合，一側之隆乳手術即告完成，另一側手術則完全相同。

隆乳手術極為簡單，據說有小兒科醫生為賺錢而轉整型美容科者。由此可知，隆乳並不需外科知識。

插入欲隆乳胸部一種注入空氣生理食鹽水即會膨脹之矽膠袋，袋如汽球，再將生理食鹽水注入，待乳房膨脹至適當大小即停止。此乃以往之隆乳方法。

隆乳所注入之材料若無黏性，則注入後會散失而無法使乳房隆起。另一方面也不能注入太硬之物，因此需有柔軟同乳腺組織之代替品。

過去使用石蠟為主要材料，後改用流動性合成樹脂，此一方法僅日本、香港等地區使用。

歐美不用此法，而使用較具醫學觀方法。醫生將欲隆乳者之乳房下皺襞及腋下切開，剝開乳腺組織內側，將先前做好之矽膠袋，按隆乳者所希望大小塡入以石蠟為主之柔軟物，塞入乳腺組織及大胸肌間之手術。此乃考慮接受隆乳者日後方便取出之良心作法。

然在美國據說某位男性與動過隆乳手術之某位女性性交時，因太過興奮，抓住乳房而使乳房內之矽膠袋破裂。此雖為笑話一則，卻也說明了隆乳之危險性。

所注入之隆乳材料，長期受外部機械活動、大胸肌收縮或者雙手之上下移動影響，而逐漸擴散於人體其他部位。人體對於異常之侵入物會發生防衛反應，為不使侵入物侵害人體，自然將人體之纖維圍繞侵入物，這種增生纖維（結合織）不久即會變硬，同時所形成之瘢痕會起瘢痕收縮，而使圍繞侵入物之狀態更緊更硬。最後，整個乳腺將硬如石頭而

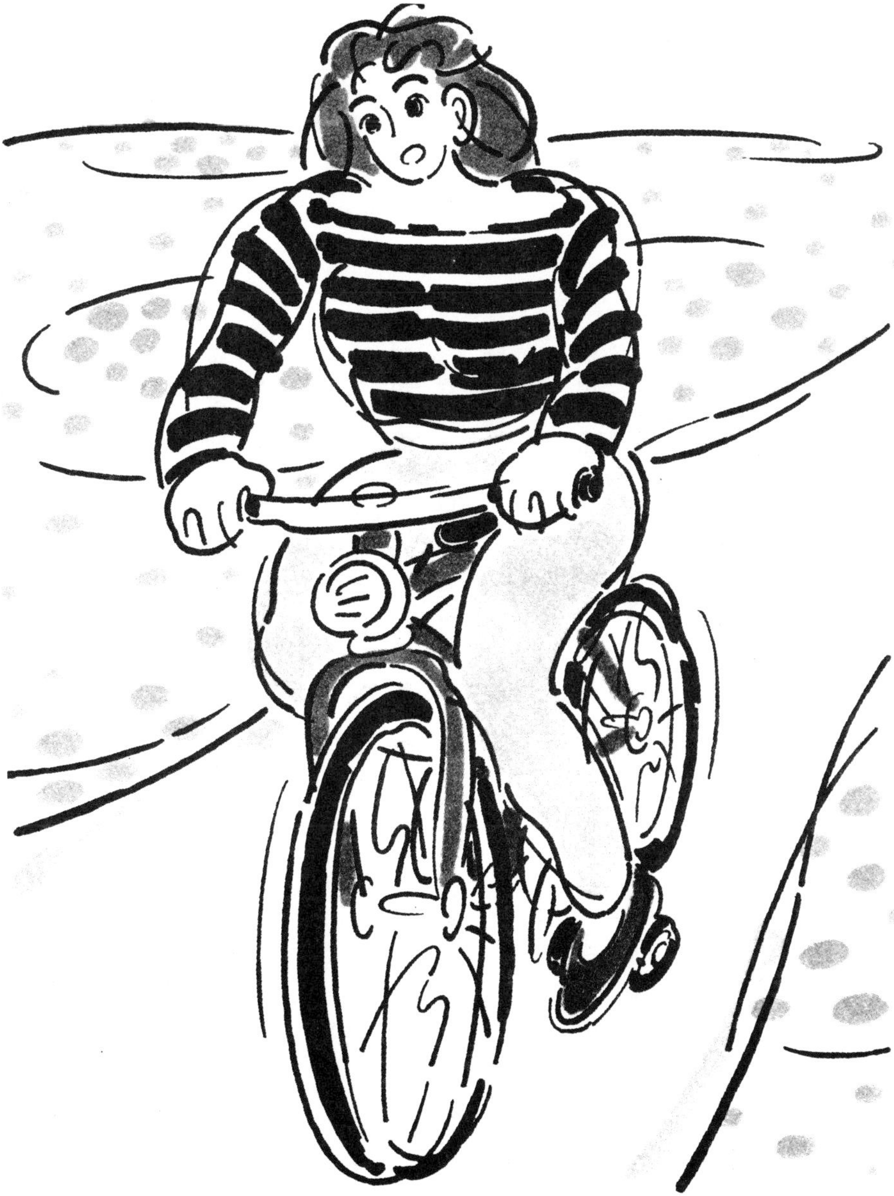

進入胸肌中，並緊貼胸壁不動。

因瘢痕收縮持續不斷，導致乳房變形，而所注入之材料會逐漸侵入皮膚使皮膚潰爛，血液與所注入物混合成為黏液，汚穢女性胸衣，而令隆乳者感到不快，此一「人工美」所付出之代價的確相當高。

治癒此一情形，除手術外別無他途。

手術治療時，儘量不留痕跡，切開患者乳房下皺襞並儘可能地留下乳腺組織而取出肉芽，因此，較乳癌費時間費功夫。

若此一異物進入大胸肌，手術時會出血，雖費功夫，但必須考慮患者願望而進行手術。

若整型醫生技巧拙劣，將材料注入乳腺組織本身時，必須將整個乳腺取出，當然會留下乳頭、乳暈，不過即使如此，整型醫生在隆乳手術前，應坦然告知欲隆乳者：「經過數年後即會變成這個樣子」。當然，若按上述坦然告之，則無人敢上門求隆乳。

接受隆乳手術者，多半從事特種行業，至於已婚婦女，則用來報復丈夫外遇。

隆乳後，由正面觀看乳房形狀甚美，無法看出經隆乳手術與否，然

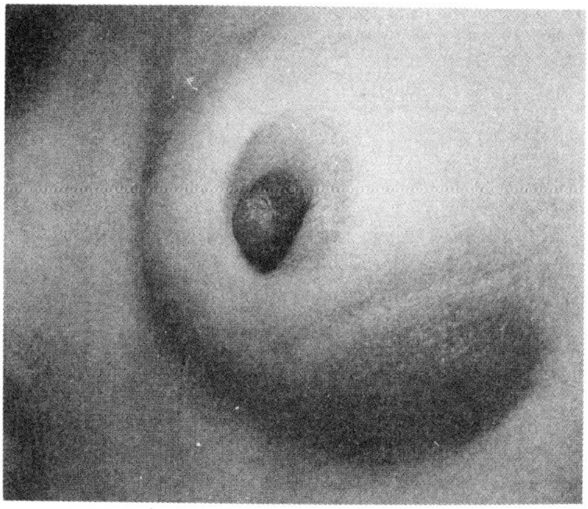

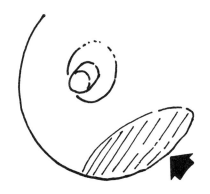

隆乳手術十數年後，矽膠滲出皮膚之例。此乃內部形成腫瘤之人工病變。

而隆乳過之乳房，側臥時不會自然下垂。自然之乳房即使挺起，側臥時亦稍下垂。總之，隆乳過的乳房，就人體平衡性看來，不甚自然。自然未接受隆乳手術之豐腴乳房會稍下垂，決不似倒磁碗。

偶爾有病態之龐大乳房，然有云：「乳房大小與ＩＱ成反比。」

在此順便介紹因注入矽膠於人體而發生悲劇二、三則。

某鞋店老板為使陰莖變大，而求助於整型美容醫生，注入矽膠。十年前此老板至我診所請求我：

「可否將它恢復原狀？」

其陰莖在注入矽膠幾年後即硬化而變形，平時好比黃瓜似地膨脹，而包皮亦無法後退，因疼痛難忍而上門求醫。我於是將其內之肉芽取出，使恢復原狀，然此老板從此未再出現。

另外，有位女士為縮小膣腔，在陰道周圍注入矽膠，終於也要求恢復原狀。因所注入之矽膠迅速擴散成為粟粒般大小之物，加上膣壁周圍增生纖維之人體本能防衛反應，而使膣壁肥厚，經年累月而硬化，使黏膜固有之皺褶或伸展性、彈力性消失，如「蒸鮑魚狀」，如此便再也不性感了。

接受此種手術乃所謂「一個願打，一個願挨」。注入矽膠後而引發免疫異常之疾病，如：鞏皮症等已有案例之報告，而注入矽膠以隆乳其危險性更大。

另一方面，因隆乳而併發乳癌，即使此種併發性乳癌發作，亦需一段時間，也許與免疫有關。

▽乳腺症

乳腺產生變化乃因卵巢機能內分泌不平衡所致。為一種乳腺組織局部之反應性變化。乳腺症之名稱由來乃因「乳腺症」及「乳腺前癌狀態」於醫學歷史上留下醫學罪惡而給予此一名稱，除特殊型外，並無前癌之意。

乳腺症以乳腺疼痛為其主要症狀。其特徵為，以指尖擰抓乳腺可感覺疼痛性腫瘤存在，然若平手接觸，則無法觸得。

此一腫瘤（並非腫瘍），觸摸似海產之「鮑魚」，然與周圍之乳腺組織分界不明顯。本質之乳癌乃為球狀，然乳腺症無裏側之橢圓形半球狀。乳腺症多發生於一側乳腺，兩側皆發生者情形不多。此乃分辨乳癌與乳腺症不同之處。醫生因病人上門求診，訴說病情，而將之曖昧地診為「乳腺症」，若進一步將組織置於顯微鏡下觀察而無炎症、腫瘍等顯著跡象亦以「乳腺症」診斷之，少有提出正確診斷者。若依此法診斷，則所有女性皆有乳腺症也。豈有此理！

乳腺症不必特別治癒。一般使用「症」字，乃指「無器質變化」而言，是否真為疾病則值得懷疑。

▽乳腺纖維囊胞症

乳腺組織中，部分結合織增加及細胞增殖、纖維增生等引發乳管狹窄或閉鎖，使得末梢細乳管擴張或形成小囊胞之顯微鏡病變、乳腺組織變化。

若因周期性之內分泌變化而使乳腺發生局部反應變化，與其稱為「疾病」，毋寧說是女性一生必經之生理退行性變化。然若屬於特異增殖特徵，則應考慮乳癌之可能性。

▽乳腺囊胞症

因乳管閉鎖，在乳腺內出現大囊胞之情形，囊胞小自一公分以下大者如雞蛋。數目則自一個至多個。至於大的囊胞頂多出現幾個，少有多發情形者。

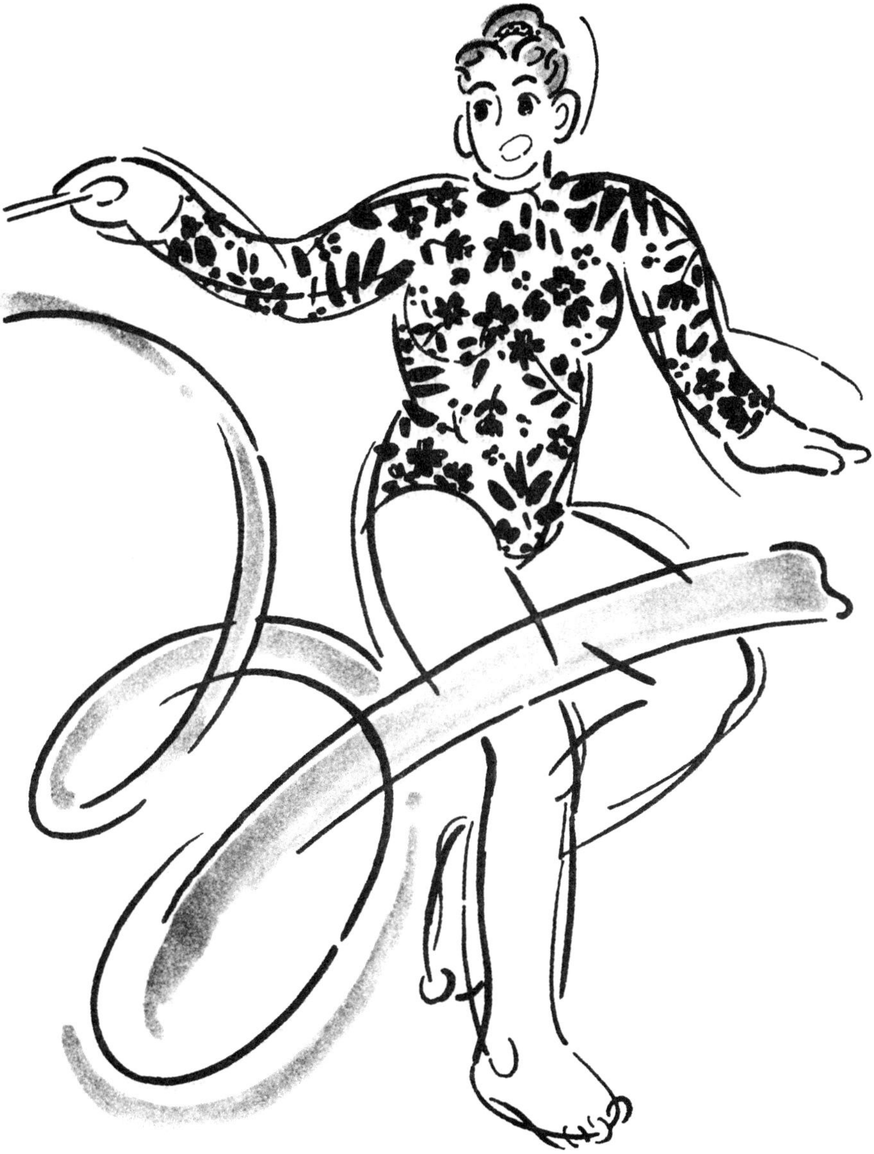

囊胞內之膿汁有黃色漿液性及白色乳汁或污水般之膿水。若已有巧克力顏色或血色之膿汁出現，則囊中已形成腫瘍（含乳癌），必須特別注意。

一般使用注射器將膿水吸去，若膿水吸去後一～二週短時間內再出現膿水時，則有詳加調查之必要。

吸取之液體一般施以細胞診，可觀察出細胞具浮游之特性。診查結果分一～五級。四、五級屬強烈懷疑乳癌可能性等級。

歐美文獻記載：常食用巧克力、咖啡、可樂者較易罹患囊胞症。乳腺內若有多發之小囊胞，其併存乳癌之機率相當高，必須精密檢查以確定之。

▽乳腺多發囊胞症

此一疾病不像前述囊胞症般形成大囊胞，而是形成小如粟粒，大如大豆般之小囊胞。此乃如豆般之粒子到處散佈於皮膚間，觸摸皮膚時感覺有一顆顆之硬塊情形。這種囊胞含乳癌者多，乃為乳癌傾向疾病。

順便提到：乳癌患者中多數為香煙、酒之常用者。

據說：「沙拉魚」、「鮪魚」、「鯖魚」、「鮪魚」之魚油，有預防乳癌且防止轉移乳癌增大之作用。據聞日本、義大利因產魚多，人民食魚者多，而乳癌發生率低，其原因可能在此。兩國之乳癌排名為世界21、22位。

◉乳腺惡性疾病

〈乳癌〉

「癌」此一疾病似乎古代即有，不過至今仍為難懂之疾病。任何階級任何年齡的人，皆受癌症之威脅。

歷史上，有史以前即有癌症的發生，恐龍即有之。而在埃及金字塔中、古代義大利西部愛多路利亞發現之墓中以及秘魯發現之木乃伊等，皆有乳癌罹患之例子。醫學上著名的醫生——伊母賀底布於紀元前十三年即有乳腺腫瘍潰瘍八例之記載。紐約大都會美術館所收集紀元前三世紀至紀元前二世紀之美術收藏品即有乳房長瘤之畫。或許繪畫此一情形之目的，在期待乳癌能有所治癒。

以往，使用「巖」字代替「癌」。所謂「巖」，乃岩石堅硬之意。

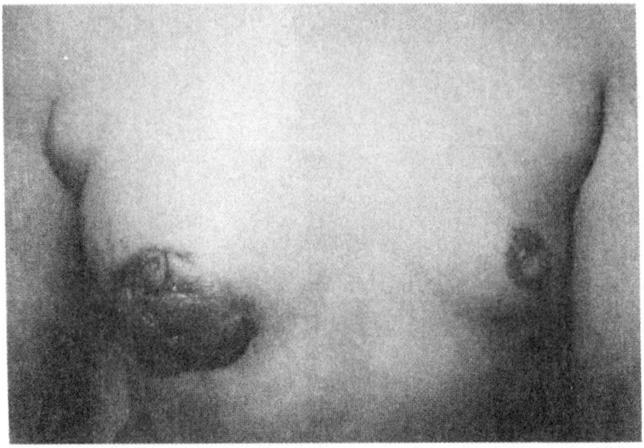

巳發展之乳癌。

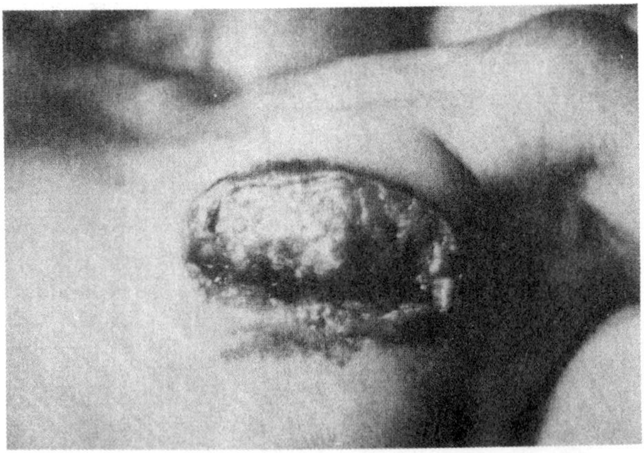

末期乳癌。此乃乳癌發展至末期而未接受治療者。
腋下淋巴節腫大。

「癌」之拉丁語 carcinoma，德語 krebs，法語 cancre，英語 cancer，皆有螃蟹之意。瘤，乃在乳房表面形成腫瘍，狀似蟹殼，有著凹凸不平之外觀。另一種影射說法則為：蟹殼外，螃蟹伸足之姿似癌之侵潤。

談到「癌」，一般人的觀念乃認為像「瘤」般之物，不管癌發生於身體任何一部份，皆屬惡疾。事實上，癌因發生之部位不同，而各有名稱，即使發生於同一部位，比如乳癌，亦依種類不同而各有特性。然而，不斷增殖、轉壞、轉移而導致患者死亡乃為其共同點。

◉發生乳癌機率的世界比例

乳癌發生機率世界最高者為丹麥，約十萬個成年女子中有二十五人罹患，其次是荷蘭、加拿大、英國，約十萬人中有二十四人罹患，然後是美國。似乎發生國家以北方居多。其他則分屬：南非、法國、義大利、日本、芬蘭。至於日本，十萬人中約有十人罹患，比率很低，義大利則排名二十二，約只有美國的七分之一。在亞洲，中國、馬來西亞罹患率較日本高。班圖、烏干達與日本大致相同。西非比日本多，南美洲智利、墨西哥、哥倫比亞、波多黎各與歐洲差不多。這種統計每年皆有變動。

◉發生部位幾無差異

七十一頁所繪之圖明顯表示乳癌發生之處，C部，外側上方四分之一範圍發生情況居多。

此處發生乳癌機率較高乃為當然，因乳房非倒立之碗，靠腋下一側如西洋梨伸出大胸肌之肌肉較其他部份多，因而此處發生乳癌之機率較高。

無論如何，早期若能發現乳癌，不管發生部位為何，治癒率皆同不受影響。

就畫分區位而言，跨界部份究竟屬於機率高或機率低部位，難以決定。

此外，女性躺臥或站立時，乳形不同，因而此一畫分究竟根據為何亦無嚴格規定。

乳癌如前所述，多發生於乳房外側一半，大部份偏一側發生，左右機率相同。

乳癌同時發生於兩側之比率僅佔所有乳癌1％以下，至於兩側發生乳癌，而非同時發生之比率為5％至6％。

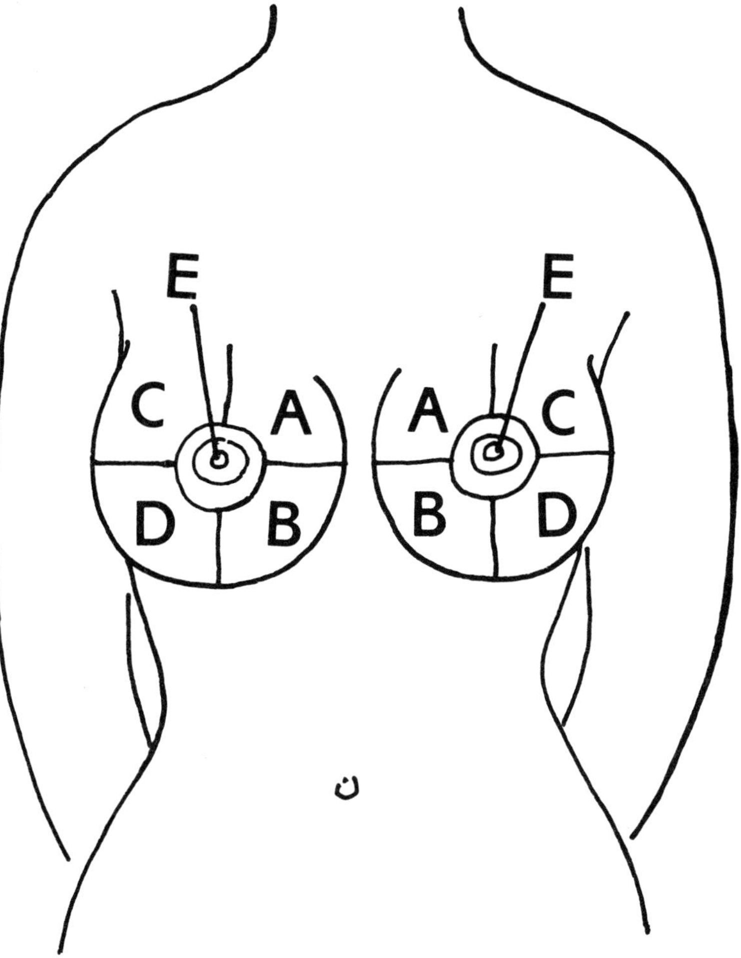

乳癌發生部位

各種不同之症狀——觀察乳腺疾病症狀

乳房，如前所述有各種疾病。以下則將各種疾病之症狀加以說明介紹。

〈愁訴病情〉

不明白罹患疾病與否，然因恐怕罹患乳癌而終日惶惶、精神不安，是為「乳癌恐怖症」。

〈乳腺疼痛〉

●乳腺經常感到疼痛——誤以為乳癌，此乃外傷、炎症。

●周期性疼痛——生理前乳腺痛。多偏一側，無兩側者。走路或衣物接觸乳房發生疼痛感，有時疼痛會擴散至肩膀。接受子宮摘除手術者，因生理循環不平衡而躭心罹患乳癌。

乳管擴張症＝乃導出乳汁之管擴大之疾病。乳暈下可能產生癌。

●擰、壓乳房時感覺疼痛——外傷、炎症、乳腺纖維囊胞症、乳管擴張症、乳腺症。

●雙手移動時，胸部感覺疼痛——大胸肌肌膜炎。

〈生理前硬結〉

發生於生理前。以指尖擰抓腺，有疼痛性硬結出現。若平手觸摸則無法感覺。此乃乳腺組織受生理前內分泌影響而發生變化所致，不屬於疾病。

〈腫瘤〉

●以指尖擰抓或平手觸摸皆能感覺——乳癌、乳腺良性腫瘍。

●手壓乳房有疼痛感——乳腺囊胞。

〈乳頭異常分泌〉

●出血——妊娠初期為將來哺乳之故，乳腺組織會急速增殖，因此，乳頭可能經常出血，此時所謂「出血」，乃流出鮮血，非腫瘍，若所流者非為鮮血，則可能屬於乳管內乳頭狀瘤，或是乳癌。

●漿液性分泌——乳腺囊胞症、乳管炎。

●乳汁樣分泌——乳腺囊胞症、乳癌。

〈乳頭變形或變位〉

真性或假性陷沒乳頭、乳癌、乳頭平滑肌腫。

〈乳頭數目異常〉

先天性。

〈乳頭出現膿瘡〉

乳頭濕疹、乳頭炎、柏哲德氏膿腫。

〈乳暈異常〉

●乳腫——乳暈下炎症、乳暈直下乳癌。

●痙攣——乳癌。

柏哲德氏膿腫＝侵潤乳頭之特殊性乳癌。

乳腺疾病各症狀

症　　　　狀	疾　　病　　名　　稱
疼　痛	外傷、炎症
	生理前乳腺痛
	外傷、炎症、乳腺纖維囊胞症
	乳管擴張症、乳腺症
	大胸肌肌膜炎
有腫瘤	乳癌、乳腺艮性腫瘍、乳腺囊胞
乳頭出血	乳管內乳頭狀瘤、乳癌
乳頭異常分泌	乳癌、乳管內乳頭狀瘤、乳腺囊胞症
乳頭變形、長膿瘡	乳癌、乳頭平滑肌瘤、乳頭炎
	柏哲德氏膿腫
乳房皮膚變化	乳癌、皮膚炎、濕疹

●隆起——乳癌、瘢痕性纖維瘤、小膿症。

●瘻孔——膿流出口。若出現肉芽則不易治好。乳管擴張症感染或自潰。

●乳暈疼痛——乳暈炎、蒙德柯默利氏腺炎、毛囊炎。

〈乳房皮膚之變化〉

●變色——跌打、外傷或注入異物。

●發紅——化膿性乳腺炎、炎症性乳癌。

●潰瘍（皮膚潰爛）——隆乳手術後遺症、乳癌潰瘍、皮膚癌。

●乳房皮膚下陷——乳癌、脂肪壞死症、外科手術後遺症。

●產生如橘子皮般之變化——乳癌。

●鎧狀物——傷以外之鎧狀乳癌。

●落屑（觸摸乳房，即產生落屑）——皮膚炎、濕疹。

●乳房整體變硬如瘤——萎縮性乳癌、隆乳手術後變化。

●左右乳房大小形狀異常——先天性、極度發展之乳癌、脊椎側彎症。

鎧狀乳癌＝乳房整體如鎧甲般堅硬之乳癌。

萎縮性乳癌＝乳房逐漸萎縮之乳癌。

脊椎側彎症＝脊椎不呈應有之挺直狀，乃左右歪曲狀。最近發生於青少年。

〈腋窩疼痛〉

毛囊炎、淋巴節腫大、急性化膿性淋巴節炎、生理前副乳腺、副乳頭炎。

●腋窩腫瘤——乳癌之淋巴節轉移、淋巴肉瘤或其他淋巴節腫瘍。

●腋窩潰瘍——化膿性淋巴節炎自潰、發展之皮膚炎。

乳腺炎症性疾病如左：

●鬱積性乳腺炎——急性化膿性乳腺炎。

●受乳腺擴張感染之末梢乳管炎症。

●蒙特爾氏病——乳房皮下靜脈炎。

●炎症性乳癌——腫瘍上之皮膚紅腫，即使病痊癒後，亦難以恢復。

●乳癌壞死之感染——乳癌中心膿瘍。

●乳頭、乳暈炎症——濕疹多，必須與柏哲德氏膿腫嚴密區別。乳暈蒙德柯默利氏腺炎症，是在乳暈部份形成膿瘍。

●乳囊胞感染——症狀如急性化膿性乳腺。

●陷沒乳頭所伴隨之乳管擴張症感染——自潰，若不特別治療（指切開而言），則乳暈周圍會留下瘻孔，不易治癒。必須適切以手術治療。

●其他外傷性乳腺炎——非化膿，乃學生、女工等，經常坐立壓迫乳腺而引起之炎症。會有疼痛性硬結，若能改善坐姿，可治癒。

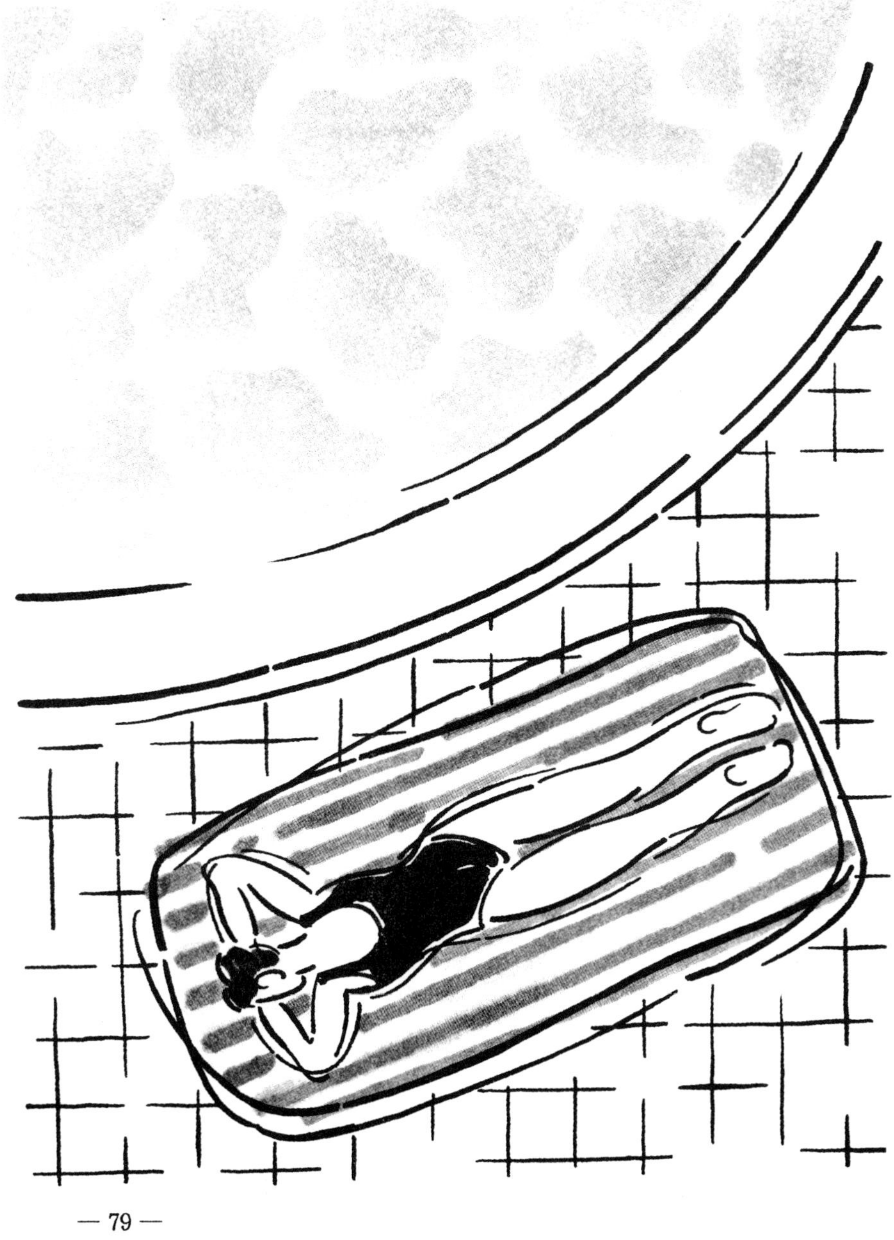

乳癌之診斷——診斷之決定

醫生行視診時，若發現危及生命之重大疾病——乳癌宣告病人，說：

「啊！乳癌！」

患者若初接受視診，即乍聞此一消息。必無法相信醫生。

醫生若視診時即發現乳癌可能，可基於其權威性告知病患：

「此乃可怕之疾病！」

如此說明較能給予患者心理準備。

「我再詳細檢查檢查。」

以乳腺軟線攝影詳細檢查。

待照片結果出現，斷定為腫瘤囊胞時，再使用超音波鑑別乳腺囊胞。

醫者將軟線攝影之底片出示給患者，並加以說明，使患者平靜，安

軟線攝影＝弱X光線，用於檢查乳腺。

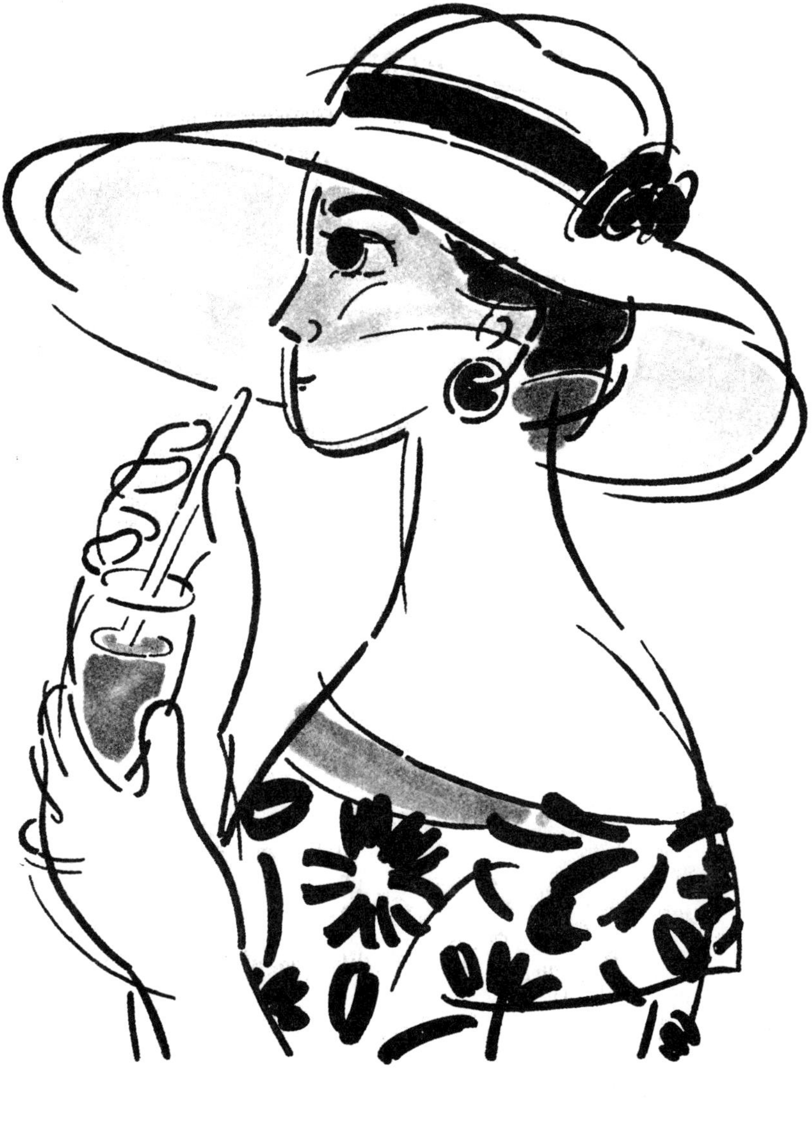

定其心，如此一來，就算醫者最後告知病患罹患乳癌，患者亦能了解。

至於觸診時，亦需採用同樣的方式。

若進行視診、觸診後，仍無法診斷出結果，即可進行以組織檢查。利用組織檢查可百分之百診斷出癌的種類。做此檢查時，醫者對患者詳加說明，使其充分了解、合作，方便進行檢查。醫者於切片時，動作必須迅速，不使患者長處不安狀態，若醫者速度太慢，患者以緊張之姿勢持續三十分鐘，不但失去對醫生之信任，內心亦焦急如焚。

有人說：「既然組織檢查正確率達百分之百，何需使用軟線攝影及超音波檢查？」

若有醫者做如是想，則其人不過是技師，缺乏醫者所需之專業知識，但對於診察、診斷，醫者極需知識與權威，不僅只是技師而已。利用組織檢查診斷疾病，非屬醫生之工作範圍，乃由不熟悉臨床工作之病理人員負責。乳癌的程度分：比較級、經過級以及乳癌、惡性乳癌等。因此「乳癌」一語涵蓋的範圍極廣，若醫生無論病患病情輕重與否，皆以「乳癌」告之，則對於病情輕者，不但不公平亦是一種心理折磨。乳癌之病理診斷少由外科醫生負責。而利用顯微鏡觀察之乳癌，難推測其發

臨床＝醫生實際為病人診斷、治療。

展經過，若千篇一律使用同一方法治療，乃為病人之不幸！

現在探討最近流行是否將癌症告知病人本身之話題。我乃乳癌醫者，對於其他癌症並不表意見，然就乳癌而言，建議坦然告知病人本身，以獲得病人合作，亦較具治療效果。對於病人罹患乳癌的情形，醫生並需詳加解釋、說明，不使病人有沮喪絕望之感。據說有二、三家專治癌症之醫院，並不將患者罹患癌症的消息告知病患本人。

此時，若醫生因必須施行手術而不得不告訴病人，病人乍聞，「這樣子是嗎？」

瞬間，絕望、悲傷相湧而至——

「為什麼是我！」

悲憤交織，哀嘆上天不公，乃一般人聞知罹患癌症之自然反應。

「啊！完了！」

如此悲嘆自己生命即將結束者亦不少。醫生對於病人應詳細解釋其病情，以取得病人信任，並進一步幫助病人重拾生存信心，方是濟世救人之真正醫者！

「我乃醫生，一切聽我！」

若醫生恃其權威性而不予病人緩和情緒的時間，則不但傷害病人奪去病人希望，在今日之民主社會中亦是不可行之事。醫生此一傲慢態度，令病人心生畏懼，悲苦一生。

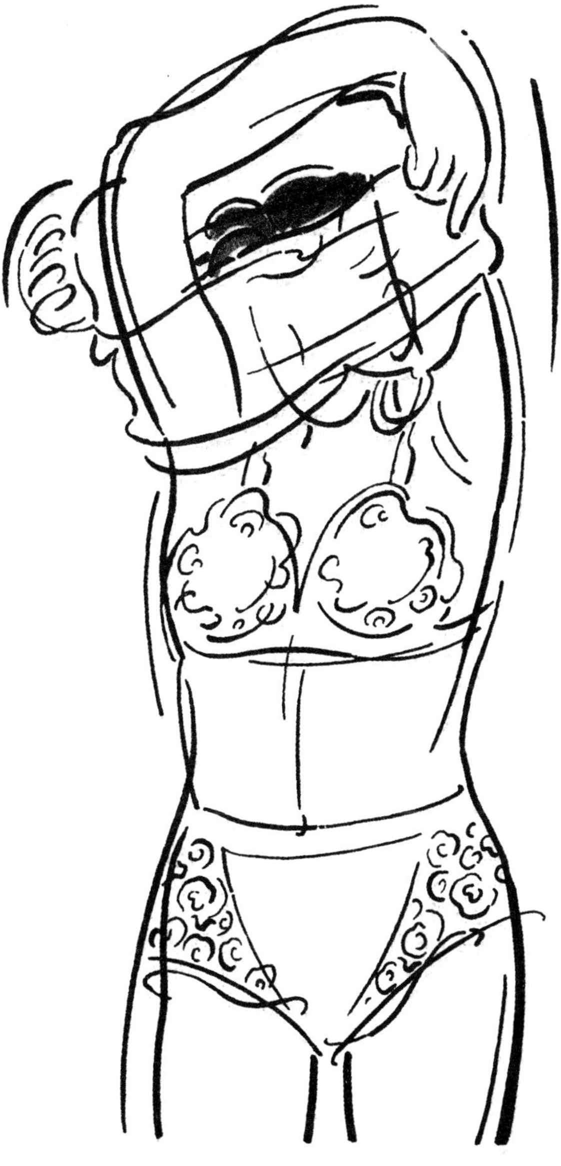

乳癌之惡性程度——乳癌之臨床惡性程度

診察乳癌患者，臨床判斷惡化程度之方法如下。

乳癌腫瘍大小（T），向淋巴節轉移狀況（N），遠離地點，亦即轉移其他內臟器官（M），由此三要素相互組合而成。

以TNM分類。T值因其大小共分0～4級。此乃臨床所見，不包括顯微鏡所見。

若加上顯微鏡所見，則分別使用t、n、m之英文小寫表示。

乳癌之臨床惡性程度，如前所述以TNM，加以組合，分1至4級。

級數愈高，表示乳癌惡化程度愈高。最近醫學發達，可更早發現乳癌。因而加上TO之分類。

至於顯微鏡的分類，同樣以組合tnm表示惡化程度。

史坦因爾分類法較古老（約一九〇五年），但基本上與現行分類道理相同。

此外，尚有哥倫比亞分類、波多曼分類等方式。雖有乳癌處理規則，然日本並不使用。

若純粹以顯微鏡對乳癌組織之惡化程度加以分類，則有：波羅達氏分類，因其費用昂貴且屬專門之分類，故在此省略說明。

以往乳癌分類法，不管是波多曼分類法或是ＵＩＣＣ（國際癌症聯合組織）之ＴＮＭ方式，皆非以治療乳癌為主題，乃以追求更進一步之生物學角度，做為分類之主題。幾乎不考慮治療方法。

因此，在治療方面著重實利的美國，最近更合理選擇治療乳癌的方法，發明了簡捷實用之乳癌階段分類法，並加以應用。

其分類法將乳癌分為：

①組織內階段。

②無淋巴節轉移之局部階段。

③有淋巴節轉移之地域階段。

④向肺、骨、肝臟、腦轉移之遠離階段。

此一乳癌階段分類法不但明白提出各階段程度，並提倡適用於各階段之治療方法，非常實用。因配合各階段之乳癌治療方法，尤其是手術方法，專門而複雜，在此並不詳加說明。

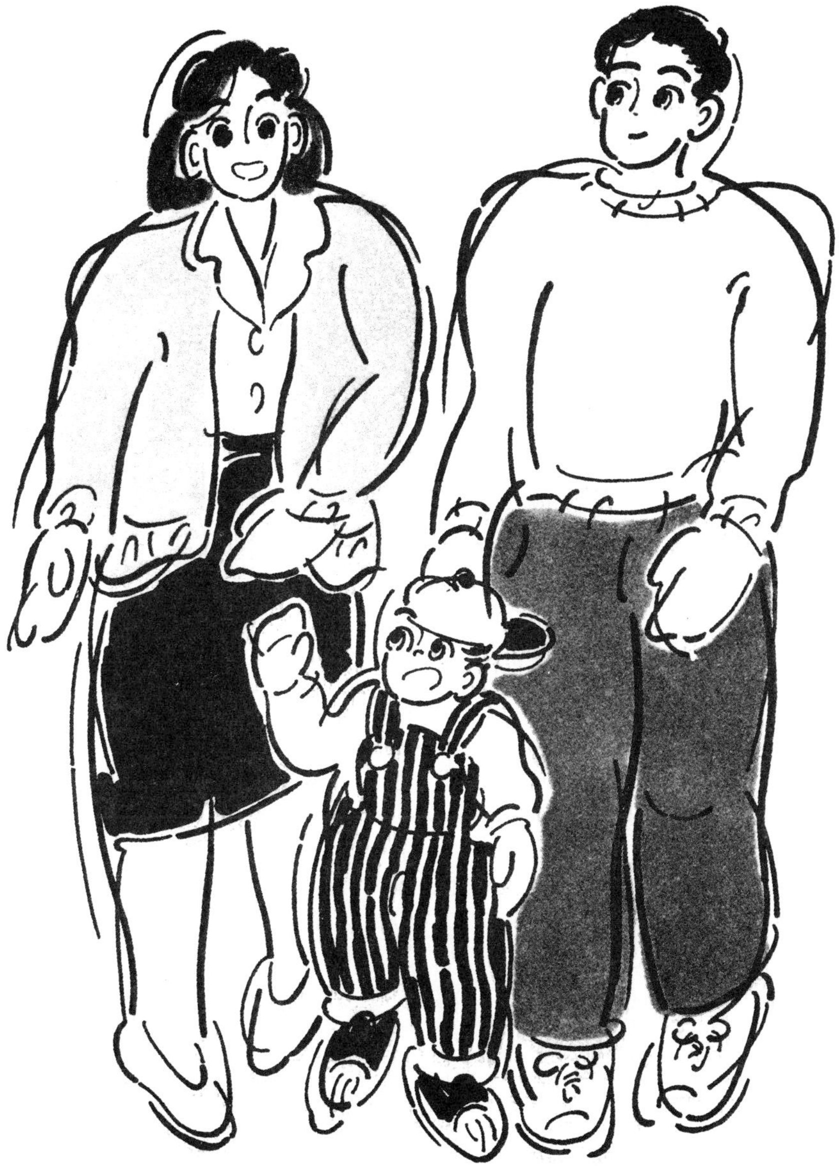

乳癌手術——治療方法

乳癌，如前所述，具有古老的歷史。史上記錄之乳癌治療法，可溯自紀元前。

紀元前五二〇年，醫生「德模西地斯・希布拉特斯」治療大流士之妻「阿得薩」乳癌。紀元前三〇年至紀元三〇年，有奧陸斯・克爾內烏斯謝爾斯，施行乳癌之外科治療之記錄。

當時尚未稱為乳癌。依當時以前之文獻記錄，最古老之乳癌治療法為鑽石鑽法。乃將燒紅之鐵棒燒滅乳房的方法。

乍看此一治療法似乎頗殘酷，然燒取法在醫學上為高明之法。不但能止血，亦能消毒。可將乳癌組織燒死。

現代醫學則使用電刀、雷射刀法。

各時代有各時代的作法，然其原理皆與紀元前所實施之法相同，毫無改變，令人不得不驚訝於古人之智慧。

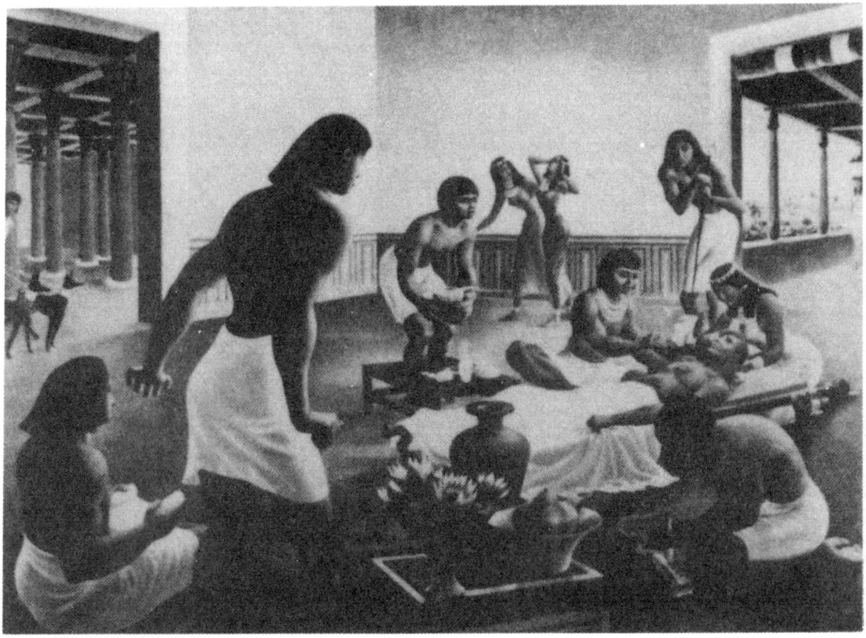

灼燒串治療

Dire drill,

(Edward F. Lewison, The Williams & Wilkins Co. Baltimore, 1955.)

順便提及，灼燒乳房之法亦使用於女性之刑罰上。

當時不稱乳房，而對乳癌亦稱之為「膨脹之瘤」（bulging tumor）。此腫瘤當時認為像「石榴」般，硬而冷。

現在則相反，認為乳癌部份溫度會昇高，這也是測定溫度裝置發明的由來，以此而診斷乳癌。

當時已能鑑別乳癌與化膿性乳腺炎。至於紀元前一六〇〇～一五〇〇年以刀切除乳癌之法，已詳載於古醫學書「EBERS PAPYRUS」上。

後來，醫學進入黑暗時代，乳癌外科治療鼻祖為一五七〇年，由帕底里米・蓋布羅爾進行，並由四位外科醫生接續完成之治療方法。

據說在日本，乳癌治療之古老記錄為紀州和歌山藩之華岡青洲，以自己調配之全身麻劑「通仙散」，對大和宇智郡五條驛之農家。藍屋利兵衛之母——勘（六十歲），實行乳癌手術。

◉手術後能穿著禮服之手術

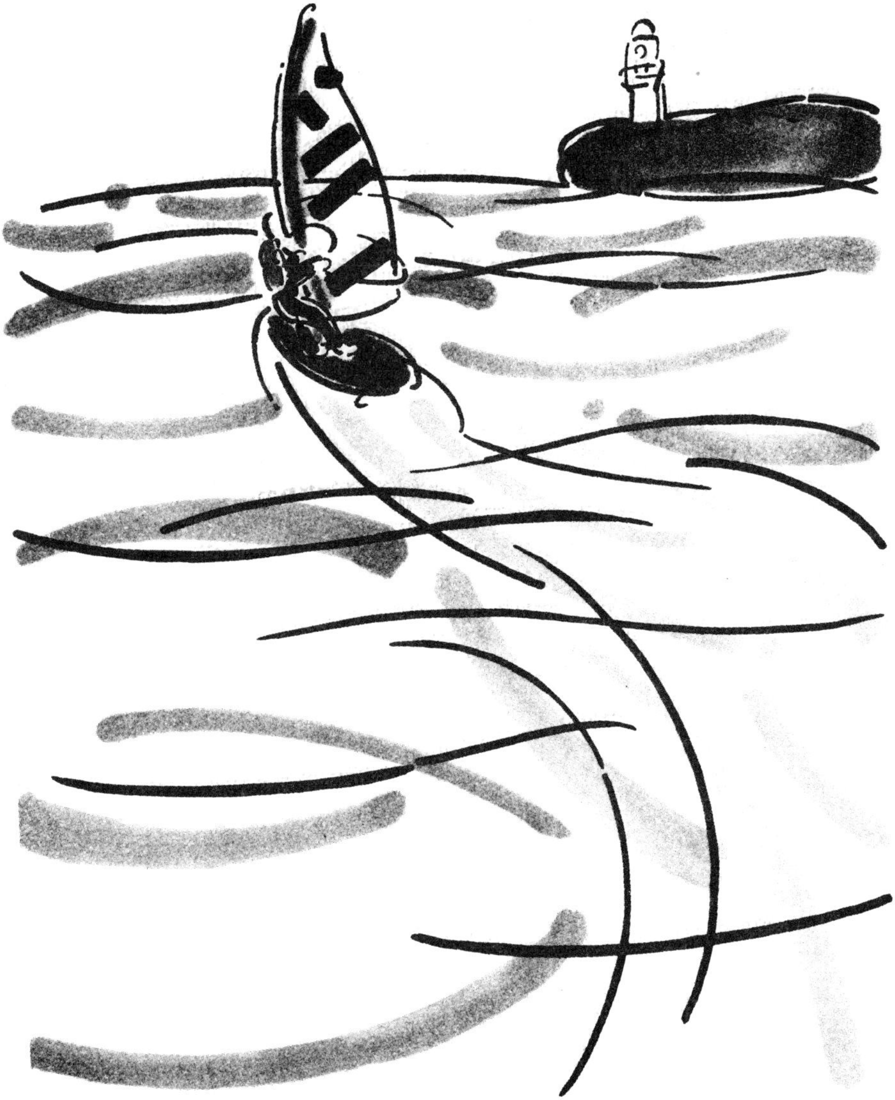

乳癌治療，無論使用方法為何，皆屬於外科處置方式（手術）。目前乳癌之手術乃切除乳癌組織，以及對乳癌具轉移性之淋巴節，以完全排除乳癌組織為目的。

其手術之基本因素為：

①切除全體乳房（將乳房及乳癌一起切掉）。

②切除全體乳腺。

③切除部份乳腺。

④切除大胸肌、小胸肌（全部切除胸部肌肉）。

⑤廓清腋窩淋巴節（淋巴節及脂肪組織一起切除）。

此外，亦有廓清胸骨旁淋巴節（切除、肅清胸骨旁淋巴節）及廓清鎖骨上窩旁淋巴節（將鎖骨上側皮下深處淋巴節脂肪一起切除、廓清）等一次合併實施之手術，然因事倍功半，效果不佳而不常使用。

＜單純乳房切斷術＞

僅切除乳房，而不廓清淋巴節之手術。此手術之實施，以淋巴節不轉移為必要條件，因而難以適用。

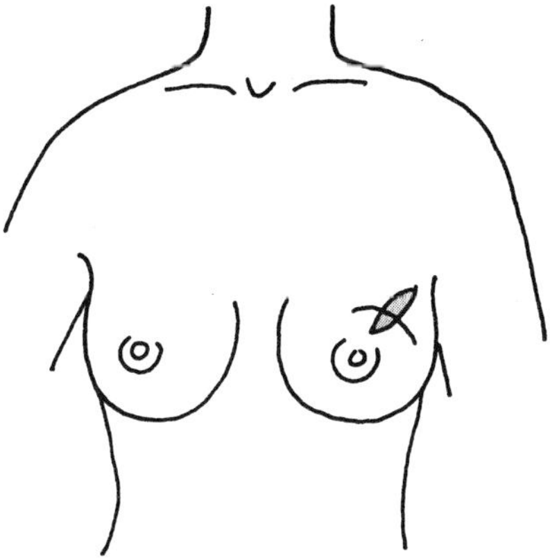

切除腫瘍
切除乳腺部份

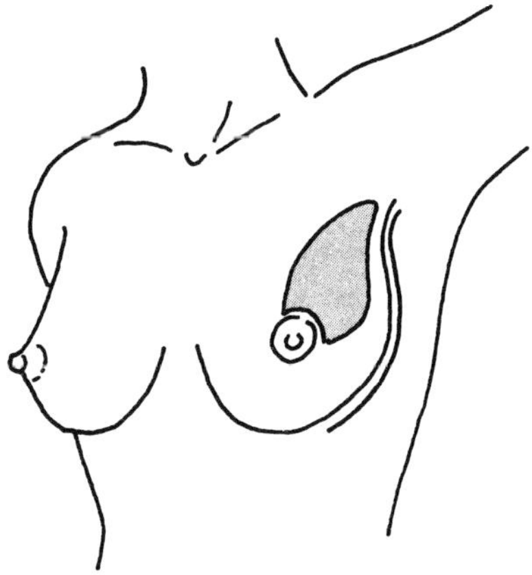

切除乳腺¼
切除部份乳腺

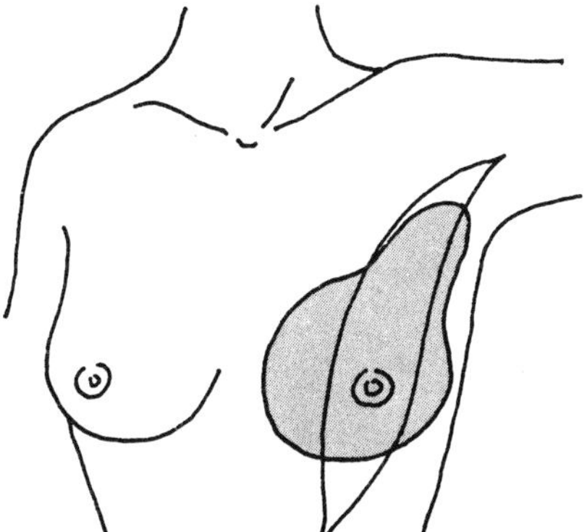

留下胸肌之乳癌手術
切除全部乳房並廓清腋窩淋巴節。

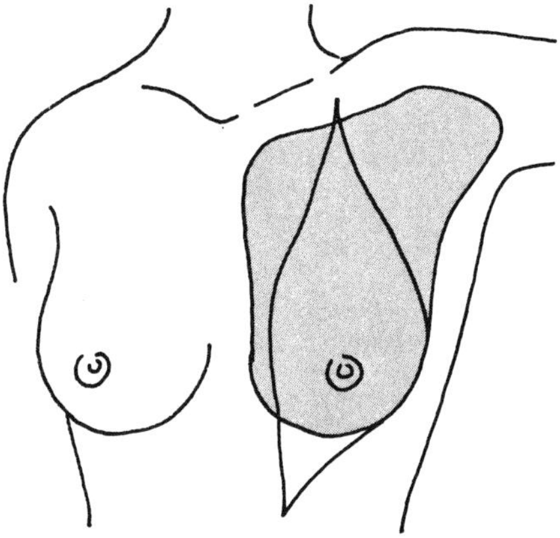

哈爾斯帝特氏手術（Halsted）
切除全部乳房並切除大胸肌、小胸肌以及廓清腋窩淋巴節。

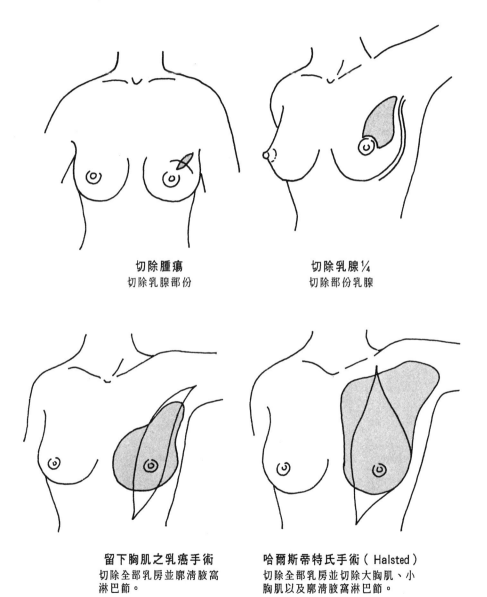

〈定型乳癌根治手術（此稱之為哈爾斯帝特氏乳癌根治手術）〉

發明此一手術者，乃威廉・史都渥特・哈爾斯帝特（William Stewart Halsted）於一八九〇年，約一世紀前所實施之手術。雖為一世紀前發明實施之手術，然於百年後的今天，依然為乳癌之治療原則。一方面雖將之批評為對乳癌手術治療概念毫無進步，另一方面我們卻不得不讚嘆百年前醫術之發達。

目前一般實施之手術方法與哈爾斯帝特原則相同，然技術上稍有改變。此一方法，乃前述手術基本元素①（乳房切斷）加④（切除大胸肌、小胸肌）加⑤（廓清腋窩淋巴節）之手術方法。

以此方法進行手術，手術完成後，於肋骨上貼置皮膚，有如熱水袋一般（我將此一手術方法稱之為壓路機手術、熱水袋手術，或者洗衣板手術）。

此乃一般廣泛施行之手術方法，然僅於嚴重發展之乳癌才採用之。

此一手術，施行簡單，然手術後會引起手臂運動障礙或浮腫，此一浮腫稱為淋巴液浮腫，乃因淋巴循環不良而引起，不易治療，若因附帶細菌

淋巴浮腫＝因淋巴管閉塞妨礙淋巴液流動而使手、腳浮腫之症狀。

或併發急性淋巴管炎而引起發紅、發熱，則相當痲煩。尤其手術部位皮膚腐爛而增長治癒時間。因去除過多乳房皮膚，不得自身體其他部位移植皮膚者亦不少，最近對於此一手術方法，開始提出批判。

〈非定型乳癌根治手術（保留胸肌之乳癌根治手術）〉

保留胸肌之手術乃結合前述手術因素之①（乳房切斷）及⑤（廓清腋窩淋巴節）。

此手術之優點為：不切除乳房背側之大胸肌及小胸肌，僅清除肌肉及可能引起乳癌轉移之腋下淋巴節，並達到根治乳癌之目的。

因不切除胸部肌肉，故不致於像熱水袋般，即使失去乳房，胸壁亦會鼓起，此外手臂運動不留障礙，亦不會引起淋巴浮腫。

施行此一手術，需要熟練的技巧。廓清腋窩淋巴節稍難，此外，視乳癌發展不同而選擇不同之手術方式亦為困難之一。最近因乳癌早期發現之意識普及，多數乳癌可利用此一手術方式治癒。

手術後迅速治癒，因而會引起手臂淋巴浮腫機率較低。

筆者進行此一手術時，從腋下斜向切開皮膚，因而手術後較美觀。

因手術線在腋下下方，與以往的手術稍有不同，接受手術者能穿晚禮服、泳衣及無袖襯衣。從外觀看之，完全看不出接受手術與否，筆者的患者中，甚至有將手術痕跡裸露於外者。

據患者所說，市面上售有乳癌手術後使用之胸墊（PAT），然在活動身體時，會轉移位置，故使用狀況不佳，據說胸墊最好使用搓揉成圓球之褲襪，較為合適。

＜切除全體乳房皮下乳腺及廓清腋窩＞

乃結合手術基本因素之②（切除全部乳腺）及⑤（廓清腋窩淋巴節）之方法。

理論上，僅當乳癌浸潤乳頭、乳暈及皮膚時，才有切開必要。若無浸潤上述之處，則無犧牲必要。僅需切除含乳癌細胞之乳腺即可。實施乳癌手術時，腋窩淋巴節轉移的可能性低，然為安全起見，必須廓清淋巴節。

此一手術，手術施行完畢後，雖然胸部平坦，然保留乳頭、乳暈部份，比較定型根治手術，此一手術給予女性的精神打擊較低。區別選擇

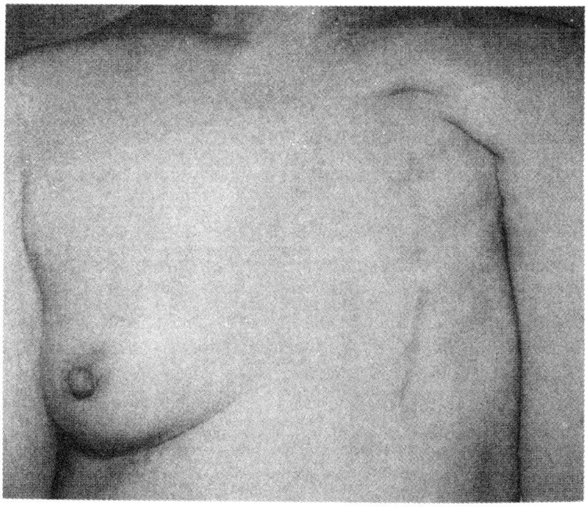

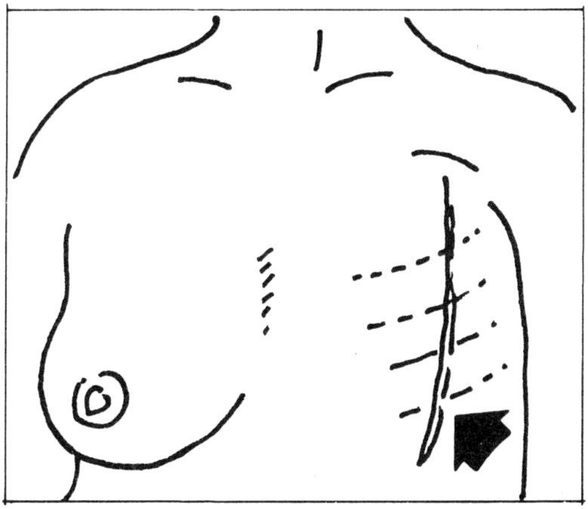

以往實施乳癌根治手術手術後之相片
（洗衣板或熱水袋手術）。

適用之乳癌手術，需要具有豐富經驗。利用此一手術方法，乳房再建較有可能。

〈切除乳房皮下1/4乳腺、切除乳腺範圍及廓清腋窩〉

乳癌有乳管系統單發及多發情形。僅切除乳腺四分之一領域，沒有全部切除乳腺之必要。

③（切除部份乳腺），乃③（切除部份乳腺）加上⑤（廓清腋窩淋巴節）的手術方法。切除含乳癌四分之一乳腺，或切除大部份含癌之乳腺方法。

此時，無廓清腋窩淋巴節必要，除非為試驗之故，不需廓清淋巴節，切除四分之一乳腺時，亦同此法。

值得注意的是：手術前必須詳細檢查乳癌之型態、組織以及特徵，否則有再發危險。

美國採用較保守方式，不採用此一方式。

◉採用充分了解之手術

鈷照射＝使用放射性同位元素鈷六十以照射治療癌之方法。

最近，乳癌縮小手術之補助療法，在義大利採用鈷照射方法，效果卓越。

目前，醫療界亦考慮使用抗癌化學療法劑的補助療法，這種縮小手術之開發，乃為乳癌患者一大福音。

對於各種手術方法，必須視乳癌性質不同，而採用不同方式，並非千篇一律使用同一方法。手術方法必須由具豐富經驗之專業醫生決定。對患者而言，更有了解接受何種手術之權利，患者亦能與外科醫生密切聯繫，詳知其乳癌治療法及手術法。

數年來受外科醫生採用之一次放射線療法，目前已成為爭論問題，因其方法，對於微小乳癌可能有效，對於大範圍之癌治療，效果不彰。目前，切除癌組織，並加以照射治療法，亦成為另一個爭論話題。

▽其他外科治療

除上述外科治療法外，亦有擴大乳癌根治手術之定型乳癌根治手術及廓清鎖骨淋巴節或胸骨旁淋巴節方法，然僅對嚴重發展之乳癌實施此法，治癒效果不佳，並不受重視。而採用鎖骨上部或胸骨旁之放射線治療法居多。

不失去乳房之治療法
——筆者獨創之天晶式乳癌手術

〈乳癌切除同時之再建手術〉

將象徵女性之美——乳房切開，對女性而言，不僅造成肉體傷害，亦不可避免地在女性心理留下傷害。有醫生認為：該切除者即切除。毫不考慮病患的心理、生理傷害，對患者而言，精神折磨非一般人可以想像。

我所獨創之手術，乃將乳癌部分去除法。

此一方法，沿乳房下乳房胸壁部份之下皺襞，約切開十公分，乳房較大者，則切開十五公分。

將乳頭及乳暈留下，而切除覆蓋乳腺皮膚下之乳腺組織。

施行此一手術時，皮膚不能挖洞，亦不能直接切到乳癌部份，若乳癌部份稍有殘留，則有再發危險，因此，手術必須慎重仔細地進行。

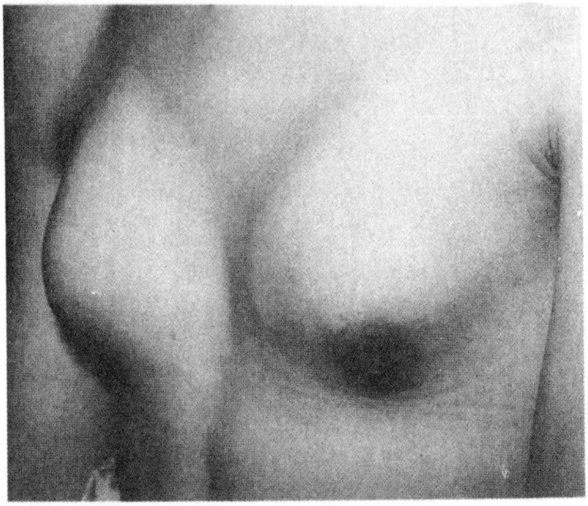

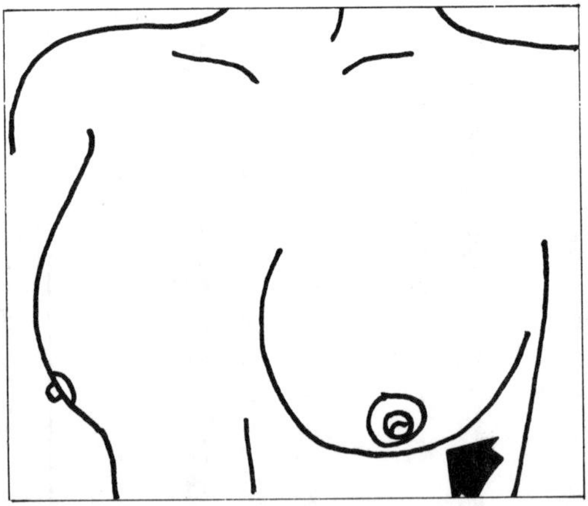

隆乳手術後乳房變形，並未經治療手術前之例子。

腋下皮膚切開約五公分，再慢慢廓清腋下淋巴節。廓清淋巴節乃考慮初期乳癌由此轉移之預防措施。

對於早期、初期乳癌而言，使用特定型之乳癌手術治療法即可。之後，進行乳房再建手術（將乳房按原形再建之手術）。

手術前需詳細計量乳腺組織大小，以為再建乳房之根據，將矽凝膠與矽膠之合成人工乳房代替品（№０一〇〇毫升，№６三五〇毫升）塞入取出乳腺之洞內，並固定胸壁，縫合皮膚切開口，同時也須縫合腋下之切開口。

經過手術後，二週即可痊癒。而入浴亦不會引起併發症及後遺症。乳房再建所使用之袋，以美國製最佳，此種材料與整形醫生所使用的矽膠不同，即使經過數年，亦不會變形、變硬。

經過此一手術，若不仔細觀察，難以察覺動過此一手術。此一手術，在我初於慶大醫學部時代研究時，稱之為「天晶式乳癌手術」。

將四百個接受乳癌手術之乳頭及乳暈切開，置於顯微鏡下觀察其乳癌浸潤情形，除特殊情形外，皆無乳癌浸潤之例，筆者於教科書得知，

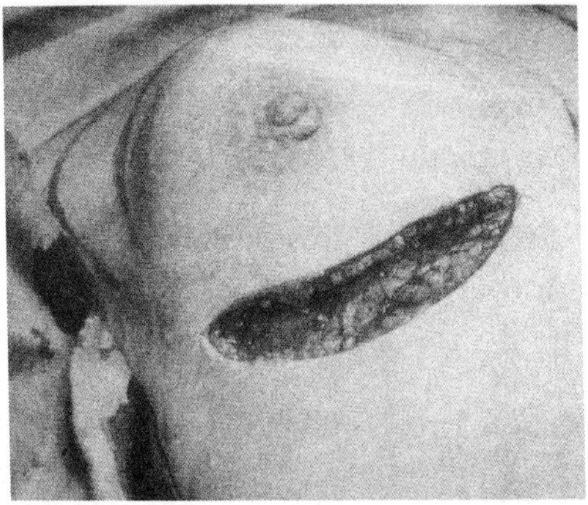

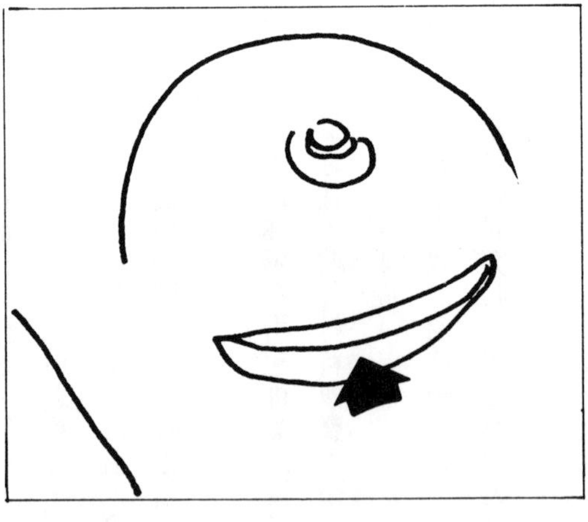

皮膚切開

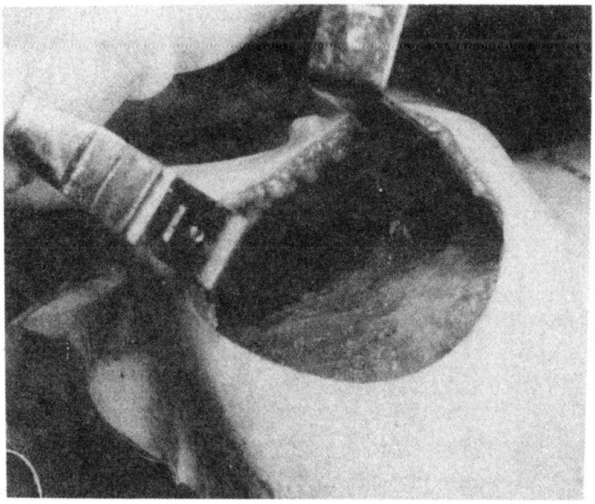

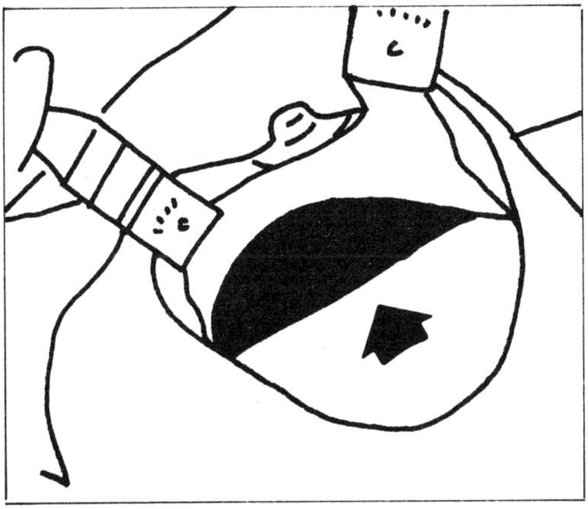

將乳腺全部取出。

乳癌乃會透過乳管浸潤乳頭，因而手術時，必須將乳頭、乳暈切開，否則無法達到治療的目的。

然而關於上面提及乳頭、乳暈無浸潤之實例，卻與教科書不同，因此我有此一信心：若乳癌手術能保留乳頭、乳暈，則乳房再建手術為可能之事。

筆者為接受學會指教，基於乳癌手術三年之十數例子為研究基本，於一九七七年十月在日本岡山市所舉行之第三十九屆日本臨床外科醫學總會上，發表「乳癌對乳頭、乳暈組織浸潤研究及相關之乳癌新治療法，此為十二年前之事。

接著，於一九七八年三月於東京舉行之日本形成醫學會總會發表此項研究，然而未受嚮應，使筆者對日本醫學會大感失望。

相反地，在美國之醫學雜誌「Annals of plastic surgery Vo.13, No.5, 1979」發表，後造成相當大影響，各國學會，對此一想法皆迅速反應，收到來自各國之信函，有外國醫生要求提供文獻者，其中包括波蘭、捷克等共產國家，也有來自巴基斯坦之信函，讓筆者稍感欣慰。

然而最令我驚訝的是，某日一位五年前在筆者診所接受治療的病患，攜帶一份報紙（三大報之一）拜訪我。報上報導之新聞「近畿地方之W醫科大學副教授」，乃追溯筆者所實施過之同樣方法治療乳癌患者之乳癌、乳頭、乳暈研究。

問題在於：若該副教授進行追溯研究，則新聞媒體以追溯研究報導之，因醫學、醫療、研究法並無專利，無法律問題，即使追溯研究亦無所謂，然此一報導，顯然以該副教授個人獨創報導之。

在醫學領域中，自古以來，即重視「醫者仁術」，只要攸關生死，益於患者利益，利用其他醫生之新發現研究亦為好事，然卻有講求禮儀、仁義之必要。

將其他醫生想法、創作視為己創而盜竊者，在日本大有人在，尤其以剽竊外國文獻為嚴重。醫生應能遵守醫聖——希布拉特斯所提出之誓約（護士則遵守南丁格爾誓約），若不能遵守此一誓約，則不配從事治療患者工作。今天，在日本未曾聽聞此一誓約者相當多。

「醫者仁術」，無庸置疑，然在今科技發達之物質文明社會中，僅對醫生強制要求幾世紀前之肉體衝鋒仁術行動，未免稍嫌苛刻。筆者身為醫學院學生時，常道：「醫者，忍術也。」乃謂醫者以創造令人難以

希布拉特斯誓約＝乃成為醫生時，所行之倫理綱領宣誓。據說此一誓約由醫聖希布拉特斯撰寫。內容如：必須全心投入對患者之治療，以及對患者一視同仁。然而在日本並不推行此一誓約。

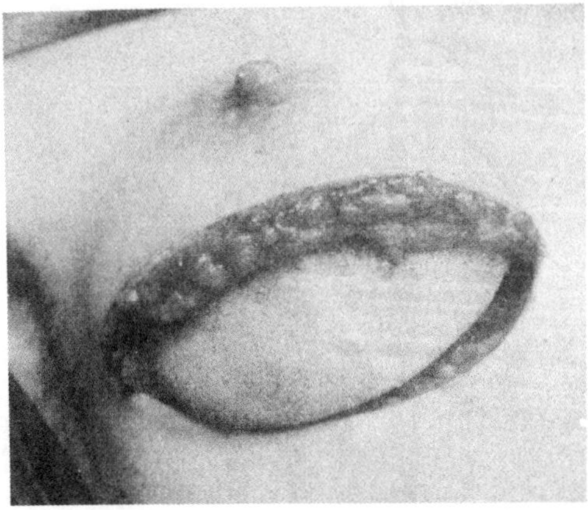

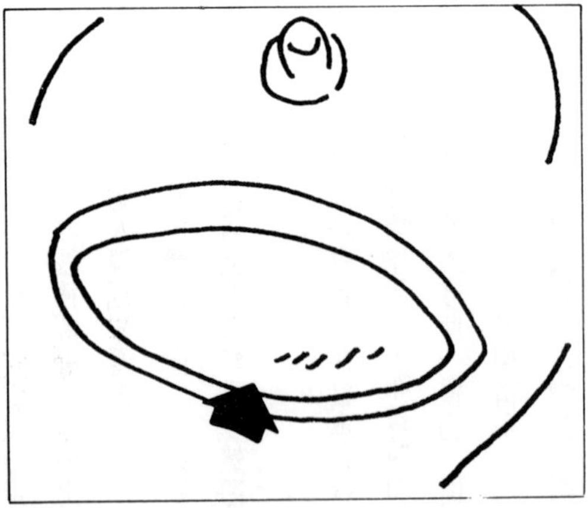

將「人工乳房代替品」塞入。(bag prosthesis)

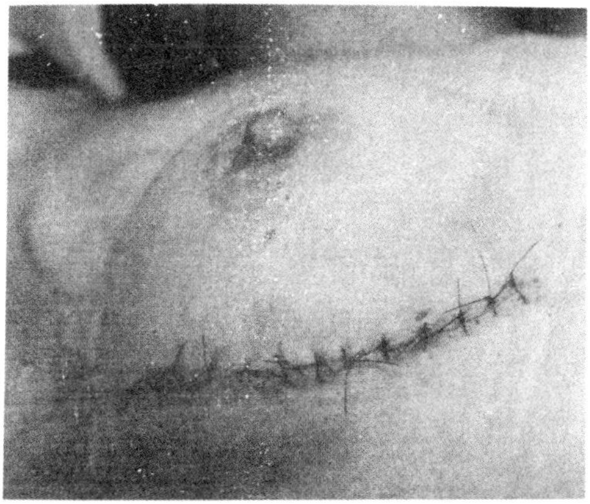

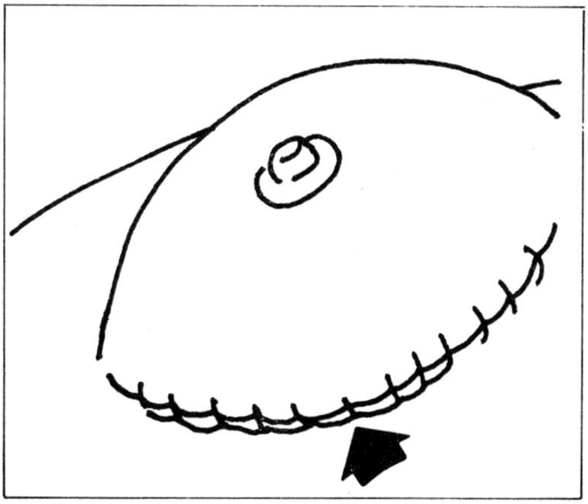

縫合皮膚之切開口

置信之奇蹟為能。今者不然，所謂「醫者，算術也」，惡意中傷的大衆媒體，僅看到保險醫療制度引起之黑暗面，而以偏概全，乃為不公平之說法。筆者在此願附帶說明：「醫者，仁術也，然醫者非仁者也。」

◉我所處理之乳癌病例

以下介紹作者所施行之「天晶式手術」例子。

▽A小姐　三十歲　上班族　接受手術時間：一九八三年十二月七日

依患者說：「二、三日以前洗澡時，擦拭身體而發覺左乳房有硬塊，因恐怕罹患疾病而求醫。無任何疼痛之感。」

根據臨床所見，察出左乳腺外側上半部有一•五公分大小之堅硬腫瘤，以乳腺軟線攝影及超音波檢查的結果，呈現陽性反應，然腋下沒有淋巴節之轉移。

診斷結果確定為乳癌，向患者說明幾項手術方法使其了解。

依患者本人希望，將乳房下側切開，留下乳頭及乳暈，並完全切去含乳癌之乳腺組織。當下，即按手術前事先測量好之等量乳腺量的矽膠填塞物，施行乳房整型手術。

此外，並實施腋下淋巴節廓清手術。

患者於手術後二週即痊癒，退院，五年後的今天，精神安定、良好，並重回社會工作。

此一手術之乳癌，乃為乳頭腺管癌之乳癌，所廓清之二十七個淋巴節，置顯微鏡下觀察，無一乳癌轉移者。

▽B小姐　四十一歲　家庭主婦　施行手術時間：一九八五年七月三十一日

閱讀雜誌或觀看電視節目，而嘗試自我檢查乳癌，結果發現右側乳腺有如瘤狀物。

經臨床檢查發現：右乳腺外側下¼處，有約1公分大小之腫瘤，乍看為良性瘤，然以觸診感覺有罹患乳癌可能。利用乳腺軟線攝影及超音波檢查，呈現乳癌陰影。至於腋下，則無觸得淋巴節情形。

經診斷之結果，乃確實為乳癌。筆者向患者說明此一乳癌之特性及

黏液癌＝三三兩兩之癌細胞聚集一起，看似粘液海中之浮游物。

病例，並與之討論治療方法，由軟線攝影底片所見，而選擇患者希望實行的適合手術。

因而採取不切除全部乳房，僅切去含乳癌之乳腺組織，並以繼續乳癌進展防止化學療法，作為補助療法。因手術後乳房無變形情況發生，僅沿乳房形狀而留下一條約三公分之瘢痕性線條。

手術切取之乳癌置於顯微鏡下診斷，誠如所預測，乃為黏液癌，屬於乳癌中，治後較易恢復種類。腋下淋巴節作樣品取出時檢驗，亦無癌細胞情形。

患者於手術後四年的今天，沒有任何復發徵候，亦無乳癌轉移情形，不但從此快快樂樂地生活，亦不必躭心參加同學會及溫泉旅行時，有任何不便。

▽C小姐　二十四歲　空服員　施行手術時間：一九七八年十二月十六日

患者於一九七八年十月即察覺左乳腺有瘤。在家鄉某醫院接受組織檢查並接受施行手術之勸告，本因癌專門醫院介紹而欲接受手術，當時

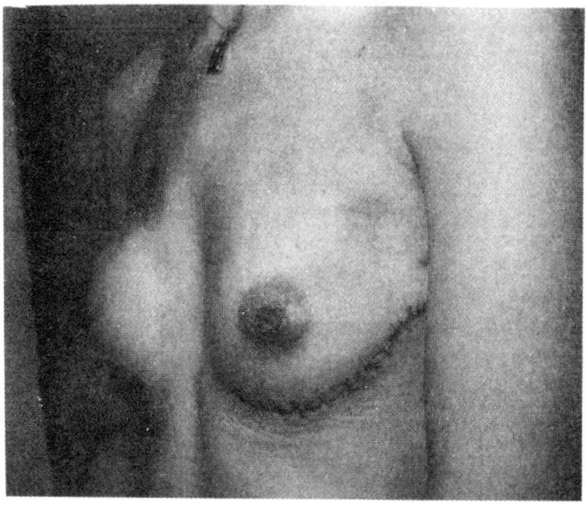

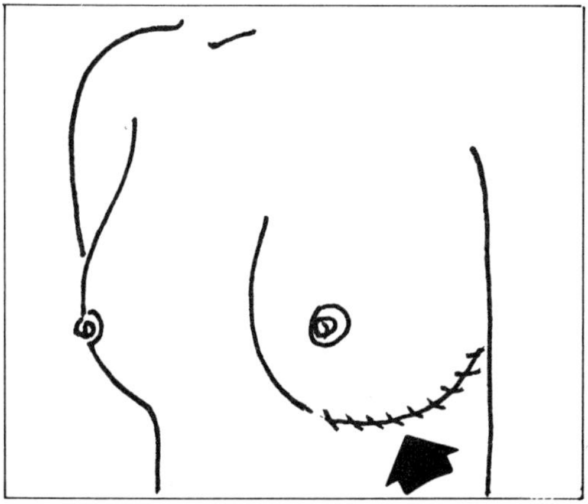

手術拆線後之痕跡

適逢醫生去世，而由與作者有私交之友人介紹至本診所，顯微鏡之標本為一・五×一・〇公分大小，然標本邊緣皆已受乳癌擴張浸潤，因而難以決定存留乳癌組織否。經顯微鏡顯示，並從各角度、觀點分析，筆者認為可以自己之手術加以實施、治療。於是，於一九七八年十二月十六日施行手術，並採用美國馬卡木公司製造之布洛斯迪賽一五〇毫升（＃1）施行乳房再建手術。手術完成後，全無淋巴節轉移傾向，順利恢復。

目前手術已逾十年，無任何再發徵兆，因而判定治癒。

此位患者四十九歲的母親，於五個月後發現左側乳癌，施行同樣的手術，因母親乳房大於女兒，故採用馬卡木公司製造之布洛斯迪賽一七五毫升（＃1A），施行乳房再建手術，手術後無淋巴節轉移情形，九年後未復發，從此專心從事家事。

▽D女士　四十九歲　舞蹈老師　施行手術時間：一九八四年三月二十一日

患者約半年間，持續至國立醫院接受左側乳腺腫瘤定期檢查，每次檢查皆判定為良性。一九七八年二月因患者本人強烈希望接受組織檢查，結果診斷為惡性腫瘤，該醫院並且建議患者接受手術，然病患本人因以往一直被斷定為良性腫瘤，突然聽聞必須接受手術，而產生懷疑、不信任之態度。後經朋友介紹至本診所接受檢查，經顯微鏡標本診察，判斷為非浸潤型之小葉癌。

筆者抱持可以手術治好之信心，於一九八四年三月二十一日，依病患之希望進行手術，採用馬卡木公司之「人工彌補物」（prosthesis）二〇〇毫升（＃2）進行乳房再建手術，效果極佳，且無淋巴節轉移之傾向，手術後四年九個月，並無復發徵兆。

每天依然朝氣蓬勃地教授舞蹈，朋友或其學生皆不相信患者接受乳癌手術，甚至有學生希望觸摸動手術後的乳房。

非浸潤型＝乳癌未侵犯周圍組織者。

小葉癌＝乳腺有分泌乳汁之分泌腺，導出乳汁之排泄管及乳管。小葉癌乃前者分泌乳汁腺細胞出現乳癌。

乳癌手術後淋巴浮腫

經過乳癌手術後，在手術同側之上臂，出現浮腫情形。

〈急性一過性浮腫〉

乳癌根治手術後一至二週，因手術突然阻礙淋巴流動，使得手術同側之手臂出現浮腫。此乃暫時情形，經過一段時間後會自然消失。

〈急性有痛性浮腫〉

手術後一個月內，若發生靜脈炎，則會產生劇痛，除靜脈炎或淋巴管炎外，會自然痊癒。其原因乃患者於手術後急於復健，手臂運動太頻繁而引起。

〈慢性無痛性浮腫〉

乃受手術外傷影響，或放射線照射使得手術部位之皮膚壞死，又因治癒時間拖長，妨害手臂淋巴液之流動，使得淋巴液存留於皮下而浮腫。此一浮腫，有維持許久之例子。也有因浮腫持續太久導致淋巴管肉瘤發生的病例。目前屬難以治療之病。

此一淋巴浮腫，易因細菌由手指小傷口侵入而引發感染，變成淋巴管炎，會有發熱、發冷、疼痛等情形。有治療之必要。應避免玩泥巴，也可以戴手套以保護手指，因保護手指非常重要。

預防再發與轉移——對患者採病後追蹤方式

若一般人認為：採取適當方式以治療乳癌，行乳癌手術後即可治癒。未免言之過早！

乳癌，非僅發生於局部，乃是屬於全身性之疾病。經常有乳癌手術後，乳癌再發及轉移之可能性，不可疏忽。

對於乳癌再發、轉移，同樣以早期發現、早期治療有效治癒。因早期發現，可防止乳癌復發及轉移，並可保生命安全。其秘訣則為病後追蹤（follow-up）。

有很多病人，在接受乳癌治療手術後，即未再就醫，幾年後重返醫院就醫。若患者經治療手術後未再就醫，而且無返回醫院再接受治療者，乃乳癌無再發或轉移之情形，若治療後，數年內即回醫院再次接受治療，則乳癌多半已經復發、轉移，來不及了。

因此，病人乳癌治療後之病情追蹤相當重要。一般而言，接受治療

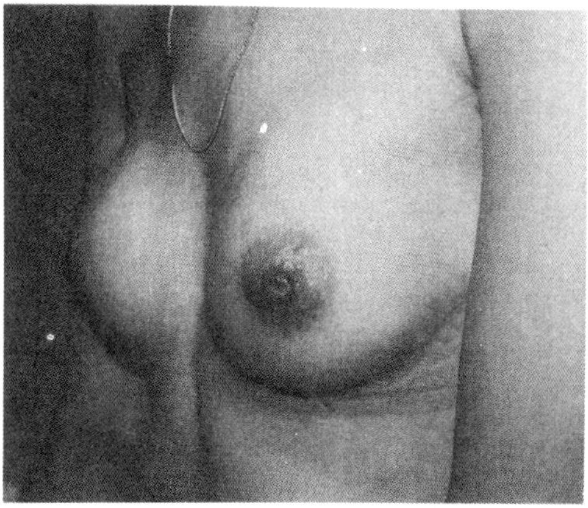

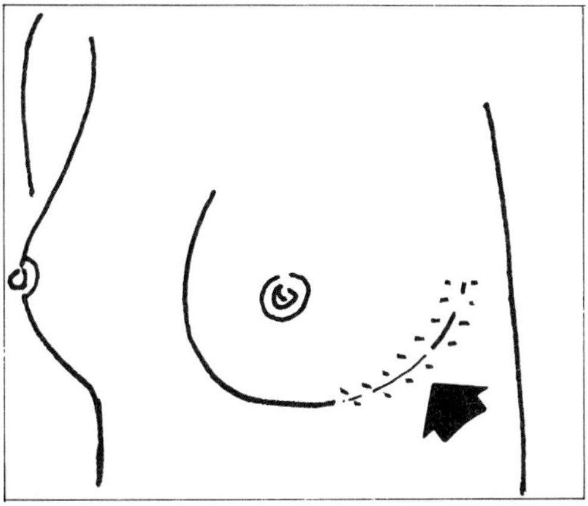

手術後第四個月

後三個月至六個月最好返回醫院接受檢查，之後，則半年返回醫院接受檢查，一年方返回醫院接受檢查則稍微過久。此外，手術後使用鈷照射或抗癌劑等補助療法，亦必須每月檢查一次，檢驗補助之抗癌劑是否出現副作用。

一般而言，乳癌治療後，其治療效果目標分為：第一年、第三年、第五年、第七年、第十年。

若治療後五年以上無再發或轉移情形，則表示乳癌已成功治癒，效果極佳。因此，判斷乳癌治癒與否，需要長期觀察。

也有經過五年不再復發，而七年、十年後乳癌復發、轉移的例子，然而相當罕見。若治療後經過十年，另一側乳房發生乳癌，則不屬於再發或轉移的例子，乃屬於新生之乳癌。

患者接受治療於恢復當中，必須接受檢查，提早發現乳癌再發、轉移的可能性。

治療後，若恢復情況良好，則為患者之幸，若治療後，恢復狀況不佳，乃為患者之不幸，而對於治療後恢復狀況不佳者，可利用緊密觀察追蹤病情方式而改變情況。

病後恢復狀態是否良好，乃依顯微鏡所觀察之淋巴節轉移狀況及遠隔轉移情形而判斷。

大多數醫者需仰賴臨床檢查，能以眼睛直接觀察之醫者非常少。必須依癌細胞之增加速度、排列方式、細胞形之異常性，以及細胞浸潤情形判斷。

較易成為問題者，乃乳癌手術後患者之懷孕、分娩。半數以上乳癌依賴內分泌而存在。卵胞賀爾蒙對癌具有加速惡化作用，對於未受治療或正接受乳癌治療之懷孕婦女而言，其乳癌會加速惡化，而且乳癌可能轉移至令人意想不到之處。

卵胞賀爾蒙＝從卵巢分泌出之女性賀爾蒙之一。

至於接受乳癌手術三年後而懷孕、分娩、哺乳者，皆無導致乳癌再發及新癌症發生者。

再發、轉移的治療

若要乳癌完全治癒——根治，則需採用適切之治療法加以治療。乳癌之惡性程度非常高，發展且進行迅速，若治療不當或因患者本身狀況不好、惡化，乳癌將因而復發。

乳癌再發有局部復發、遠隔臟器再發及轉移者。

局部再發包括了腋窩再發。一般施行手術時，胸部皮膚及皮膚下含有粒狀瘤，數目不一，有一個亦有多個。

若不加以治療，此瘤會逐漸變大，數目亦會增多，最後成為一片而使皮膚潰瘍，同時產生惡臭，令人不快。

如此再發之瘤，早期可以外科方式取去小瘤，然取後再發者亦有之，若取後再發，數目多於先前，則即使利用手術，亦無法完全切除，必須利用鈷照射或電子線照射，效果顯著。有時必須去除卵巢，或施以抗癌劑。若此一情況未有改善，腋下將出現腫瘤，而鎖骨上之淋巴節亦腫

電子線照射＝利用真空中所發生之多數電子流以治療癌症之方式。

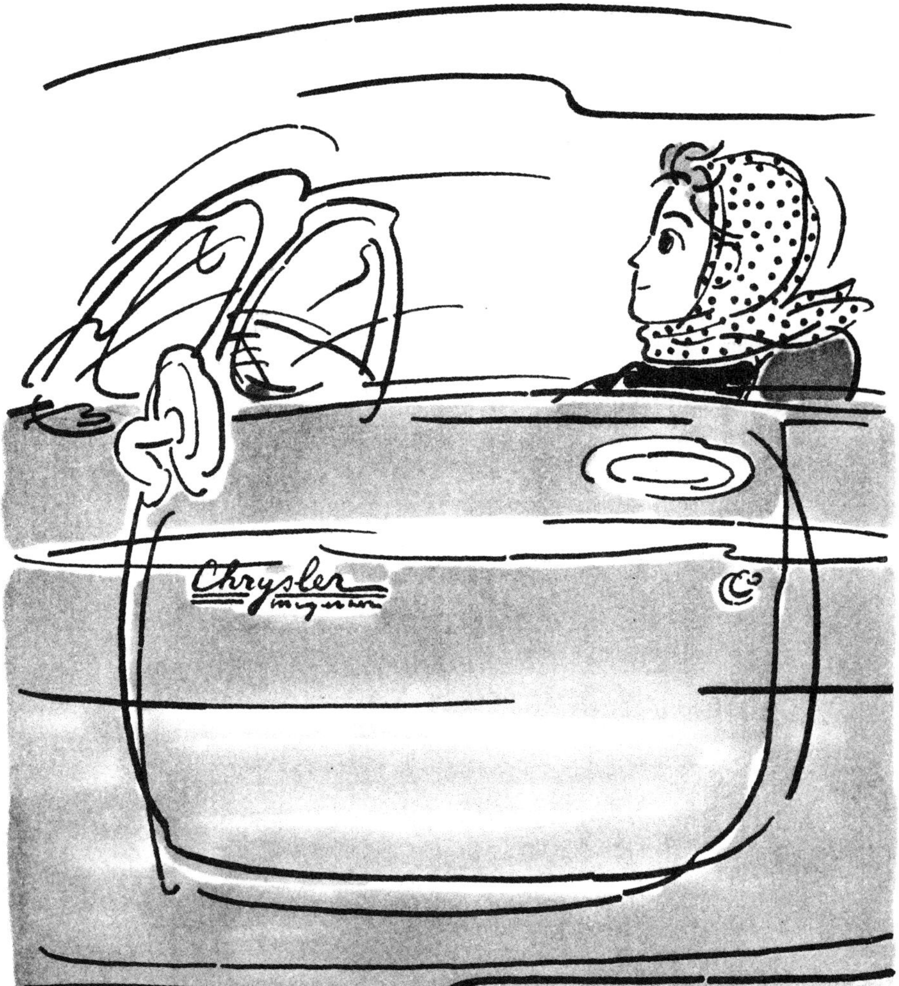
Chrysler

大。此時則由乳癌再發展成為轉移。

這時僅能以鈷照射方式治療，手術方式已不適合，若再發展，乳癌移轉至遠隔器官，如肺、骨、肋膜、肝臟等，使帶血色之癌性胸膜炎液體充塞胸中，造成患者呼吸困難。利用注射器或注射管插入並吸取液體，然後注入抗癌劑。經過如此處理後，患者呼吸暫時順暢，但不久之後同樣情形將再出現。不斷出現呼吸困難而使患者身體衰弱、惡化。有時必須除去卵巢、注入抗癌劑，或施行點滴注射，亦有大量使用男性賀爾蒙劑者。

對於肝轉移之乳癌，目前並無有效治療方法，至於骨轉移則造成骨頭疼痛。約三個月後以X光照射，陰影出現，此乃為明顯之骨轉移證據。利用同位素閃爍圖（Scintigram）檢驗骨及肝臟轉移非常有效。

乳癌若轉移肝臟、肺，血液中的CA15—3會顯著增加。以往實施去除兩側副腎手術，然所冒之險大，目前並不使用。

乳癌再發或遠隔器官（肺、肝臟、骨）轉移時，乳癌進行快速，無法根治。採用賀爾蒙分析及卵胞受容體測定檢查，確定受內分泌影響時，可用如下辦法：

●取出兩側卵巢——使卵巢停止分泌卵胞賀爾蒙。

●取出兩側副腎——避免副腎分泌卵胞賀爾蒙。

●切除下垂體——以阻止卵胞賀爾蒙之分泌。

取出兩側副腎及切除下垂體，在手術操作上易因手術後機能退化而發生危險。

乳癌手術後之乳房重建

乳癌根治手術後，使患者胸部平坦有如洗衣板，令患者相當絕望。

筆者為此而嘗試研究乳房再建，使用手術以重建乳房，由外科醫生或整型外科醫生（非美容醫）所考案之方法加以重建，在此並介紹幾種方法。至於筆者所獨創的天晶式乳癌手術則作法不同。

蒂狀移植片法。將背、腰、臀部之皮膚及皮下脂肪如「尺蠖」般，一個接一個向上階梯般切下，置入胸中使拱成乳房。另一方法，則將附帶血管之背中肌肉補入乳癌手術部之皮膚下，血管乃供應營養所用，如此做乳房再建手術。

以上兩種方法皆會隨年齡而使再建之乳房萎縮，無法滿足女性。

比較起來，筆者所行之天晶式乳癌手術所使用之人工代替乳房袋（bag prosthesis），能永久維持。

將前述之乳癌手術部份皮膚割開，並放入人工代替乳房袋（bag

prosthesis），此乃保留大胸肌之乳癌手術法，效果極佳。乳頭、乳暈則自患者本身小陰唇游離移植以整形。

乳房再建者不得已時也必須切開乳房。而切開前必須先將乳頭、乳暈移植至下腹部（參照一三一頁圖），待胸部傷口癒合後，再將之移植回去。

病患在接受乳癌手術時，無暇顧及胸部日後是否隆起，然治癒後一段時間，則渴望能擁有隆起之胸部，為顧及患者此一希望，施行手術時，應採用保留患者大胸肌之手術方法。

至於筆者本人，則如前所述在手術一開始時，即同時做乳房再建手術。

整型美容與整型外科之不同

所謂整型美容，乃將鼻子墊高，使乳房更加隆起、割雙眼皮、圓潤下巴、面頰等，將膣腔縫小等手術。

在女性週刊雜誌中，經常可以看到這類整型美容廣告。因此種整型美容手術無法藉健康保險支付，必須自費，因而費用高昂。然許多不滿意自己身體之女性，依然信以為真，且躍躍欲試。

整型美容與整型外科看似相同，內容無異，然整型外科屬純醫學範圍。乃醫治先天性畸形為主。

如：天生即無耳朵，手指相連，手指有六指；腳趾如鴨蹼，除去臉上因紋傷留下之疤痕等，乃彌補患者不幸之手術。整型外科的歷史不算很悠久。近年來，乳癌手術後之乳房再建，是由整型外科施行。

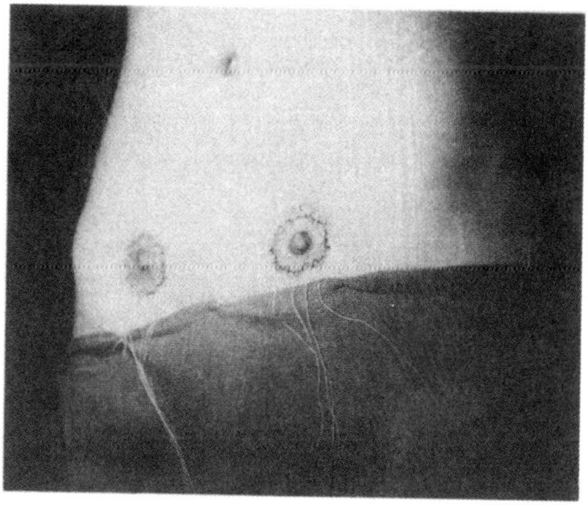

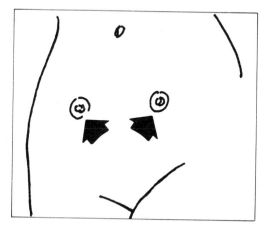

手術後行乳房再建以前，將乳頭、乳暈移植下腹部，待手術復原，進行乳房再建後，將之移植回去。

男性之乳房膨脹

男性胸部亦有乳頭及乳暈。然而男性之乳暈無蒙德柯默利氏腺。有胸毛，然不稱為毛。僅長毛而已。女性所有乳頭下的乳管，對男性而言，只留痕跡而已，並無乳腺組織。

偶爾亦有男性乳部突出者。男性於十五歲前後，乳部肥大，因感難為情而不願在朋友面前赤裸身體，亦不喜歡游泳。

這使得母親相當吃驚，以為罹患乳癌，而與醫生約談，求教於醫生。然而很遺憾地，對於這種情況，許多醫生並無詳細了解。

這種情形雖屬不正常，然是否稱為疾病，有待商榷。本質上而言，孩子到達青春期時，體內內分泌活動旺盛，內分泌增加，儼然成為大人。

受此一內分泌作用活動旺盛之影響，使得乳部肥大，並稍有壓痛感。其原因難明，多發生於一側乳房。而未察覺異樣者亦不少。

男性之乳房膨脹

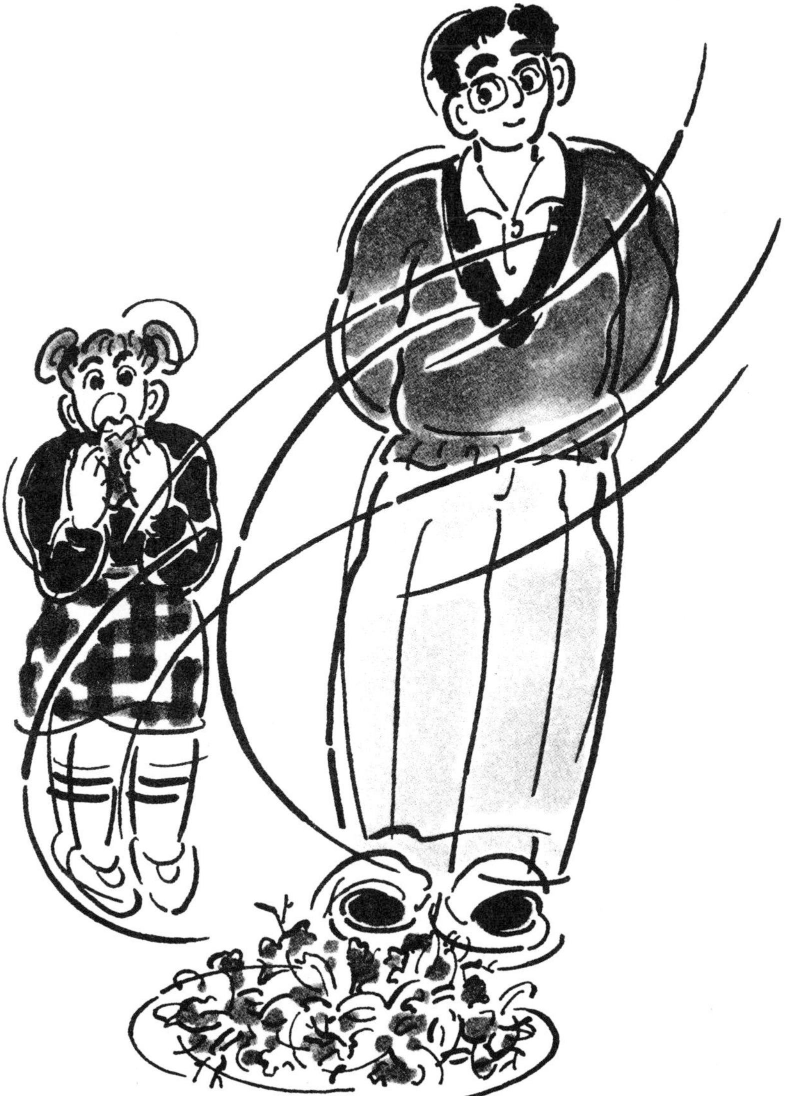

此肥大之組織，僅存在於乳管或結合織中，並不出現分泌乳汁之腺上。其中有大如饅頭者。

並不需要特別接受外科手術將之取出，即使不加理會，待稍微長大成熟，內分泌機能安定後即會自然治癒。與乳癌毫無關係，不需躭心。

據說在美國吸大麻的青少年，發生思春期乳腺肥大者不少。在美國，此種乳腺肥大發生於青春期少年者達64%，比率很高，而十四歲為其頂峰。乳腺肥大之大小平均約直徑二・〇～二・五公分，一般而言，約經一～二年可自然痊癒。最久在達二十歲時也會完全消失。

例外情形則在兩側乳房有顯著肥大者，一如女性乳房。

此乃罕見之雌雄同體或副腎、腦下垂體等長出腫瘍，必須特別注意，接受精密檢查。

此外，中年人亦有乳腺肥大者，最近有增加趨勢。

其根本原因為內分泌異常。男性較之女性而言，即使比率較低，然亦有女性賀爾蒙分泌。

受某種原因影響——迄今原因未完全了解，然原因之一乃為：因科技進步，為提高蛋、牛奶之產生量，在乳牛飼料中混合女性賀爾蒙劑，

前列腺肥大＝前列腺乃位於男子膀胱下方，如栗般大小之腺。由此分泌之前列腺液使精子活潑運動。此一腺體病性變大稱為前列腺肥大。造成排尿困難。

各種蔬菜，亦添加賀爾蒙劑以幫助成長，此種化學物質，不知不覺進入人體，引發影響。此外，連續使用某種降血壓劑以及利尿劑，亦會引起乳腺肥大，即是：卵胞賀爾蒙相對於男性賀爾蒙之比例增加時，引起乳腺肥大。亦有連續使用蜂黃劑而引起乳腺肥大的例子。

此種情形多發生於一側，稍有壓痛感，同青春期乳腺肥大一樣。患者中有性慾降低者。

放置不理亦無妨礙，可使用男性賀爾蒙劑輕鬆治癒。若使用男性賀爾蒙劑無效，可利用外科手術將之取出。並不會發展成為乳癌，乃發生與女性乳房相同大小之症狀。

老人亦有乳部肥大之情形，稱為老人性乳腺肥大。此乃因老人睪丸萎縮，男性賀爾蒙分泌不足，加上肝臟破壞女性賀爾蒙之功能降低，使女性賀爾蒙比例增高所致。若不造成疼痛，可擱置不理，不會發展為乳癌，使用男性賀爾蒙治療亦可。

若因前列腺肥大而長期使用女性賀爾蒙，亦會引起乳腺肥大。

結核及營養失調而引起男子乳部肥大，日本於第二次世界大戰後病例多。

此外，隨各種器質的變化，亦會引起乳腺肥大。

甲狀腺疾病、阿奇遜症、結核、營養失調、宦官症（男子性器發育異常），耳腺炎引起之睪丸炎、不明之突發性原因、製造女性賀爾蒙工廠之男子員工。

阿奇遜症＝副腎皮質組織之減少而引起之疾病。以皮膚、黏膜之血色素沈澱為其特徵。呈青銅色。

男性之乳房膨脹

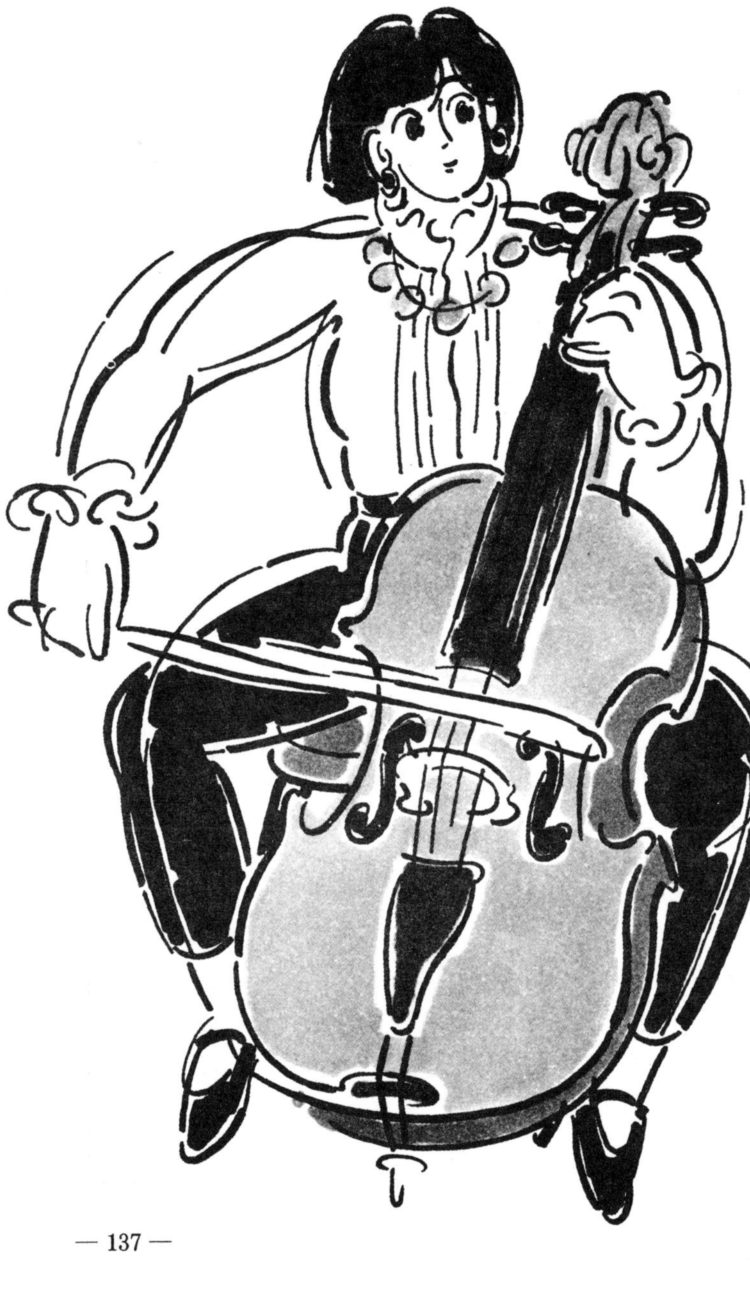

男性亦有乳癌

男性亦有乳癌發生之情形，然例子不多。因無正式統計無法確知，大約佔女性全乳癌病例○・一％。我自己的經驗則約為女性乳癌七百病例中二例。

主要症狀乃為一側乳部（沒有兩側情形者）產生膨瘤。

膨瘤＝隆起之瘤。

男性乳腺肥大產生範圍以乳頭為中心之同心圓上，男性乳癌、腫瘤之特徵乃：發生處不在中心，而腫瘤並非全部隆起，而僅是一個個小堅硬體。

若繼續發展進行，會轉移至腋窩淋巴節以及遠隔臟器。

大體而言，與女性乳癌情形差不多，男性無脂肪，而大胸肌在背側，癌有直接浸潤血管之危險，與女性乳癌比較，治療後恢復情形較差。

至於治療方法則與女性乳癌相同，對於內分泌療法，男性使用女性賀爾蒙，女性使用男性賀爾蒙。

施行乳癌以及乳癌再發、轉移手術時，女性有卵巢取出法，男性雖有睪丸取出之記載，然筆者未曾見過。

乳房之組織

◉比初潮發生更早——乳腺之發生

乳房之拉丁語為「mamma」，讀者感到驚訝嗎?嬰兒吃奶時，不斷喊「媽媽」、「媽媽」。

此「mamma」原指哺乳動物，乃成為「mamma」乳房由來。

人乃精子與卵子結合受精而產生，至於乳腺則何時產生呢?

受精六週後，應否稱受精卵為嬰兒難以斷定。胎兒此時會有成人所謂之「腋下」以及「鼠蹊部」等特殊隆起出現。稱為乳丘者，將來成為女性之乳腺。

一般哺乳動物，在乳丘皮膚下脂肪裡會有乳腺之細胞組織，形成動物獨特的乳腺及乳房。

人一生下即有乳腺，左右各一。

乳腺在成長時期，受某些原因影響，可能形成二對至三對多餘之乳腺，以往稱為「狗奶」。多餘的乳腺，在生理前多成長、變痛，如此並

乳房之組織

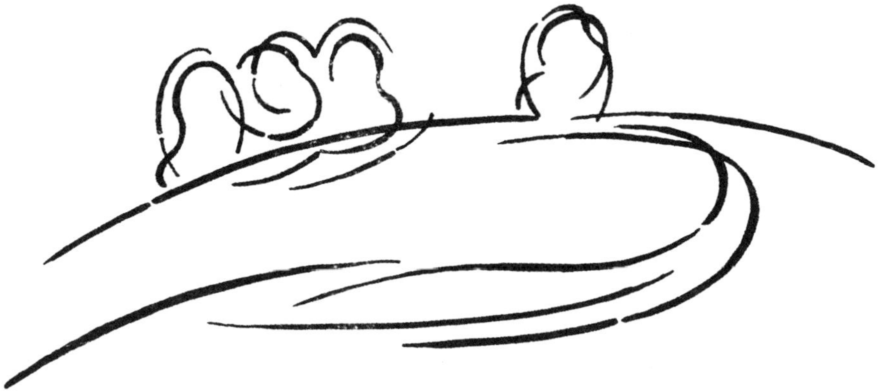

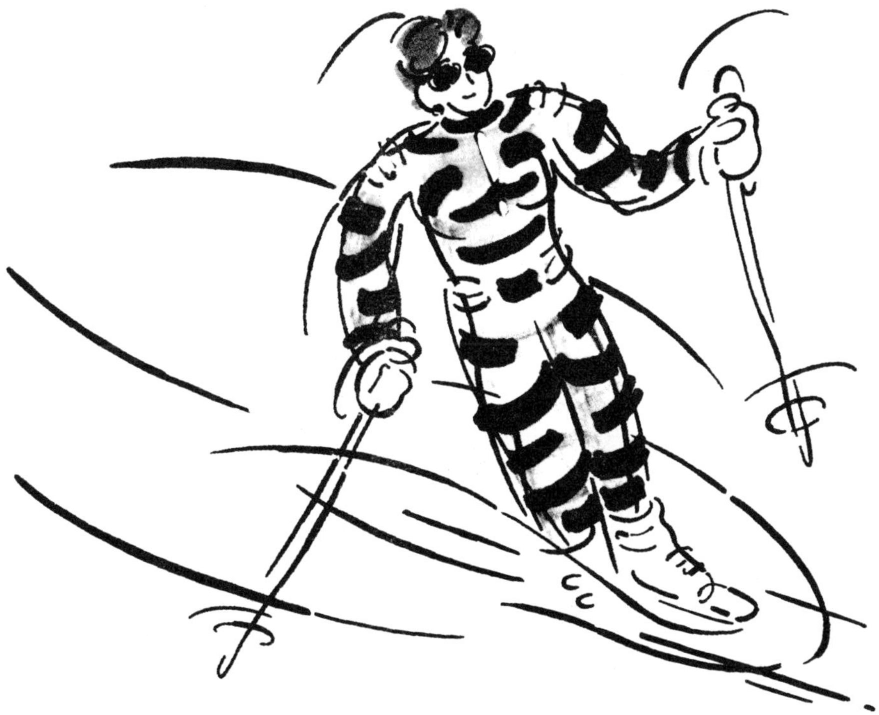

不能證明罹患乳癌之比率較高。

雖為多餘，然有乳腺組織，故稱為副乳腺；若無乳腺組織而有乳頭，則稱為「副乳頭」，有副乳頭之患者，多被診斷為「多乳頭症」，資歷較淺之醫生易將其診為乳癌。此種情況多發生於腋下，要特別注意。患者本身應該了解有自由選擇醫生的權利。

左圖乃為以往副乳腺位於臀部、頸部、脇腹之罕見例子。

僅有副乳腺，而沒有胸部之正常乳腺者，情形不多。拉丁語稱為（amastia）。

乳房，對於嬰幼兒並沒男女差別，然到達青春期時，女子之乳腺發達，而肥大，較初潮約早二、三年開始。

此時，乳頭、乳暈皆在乳房之中心位置。乳腺之發芽與肥大並不一定同時發生，往往也單側發生。具稍痛感，母親因躭心女兒罹患乳腺疾病或乳癌而求診。此乃成長發育過程之必然生理現象。

乳房隨年齡增大而硬挺。

至二十歲時，乳腺發育停止，隨年齡進展，乳房由「硬挺」逐漸鬆軟、下垂。乳頭、乳暈位置亦降低（參照一四八頁圖）。

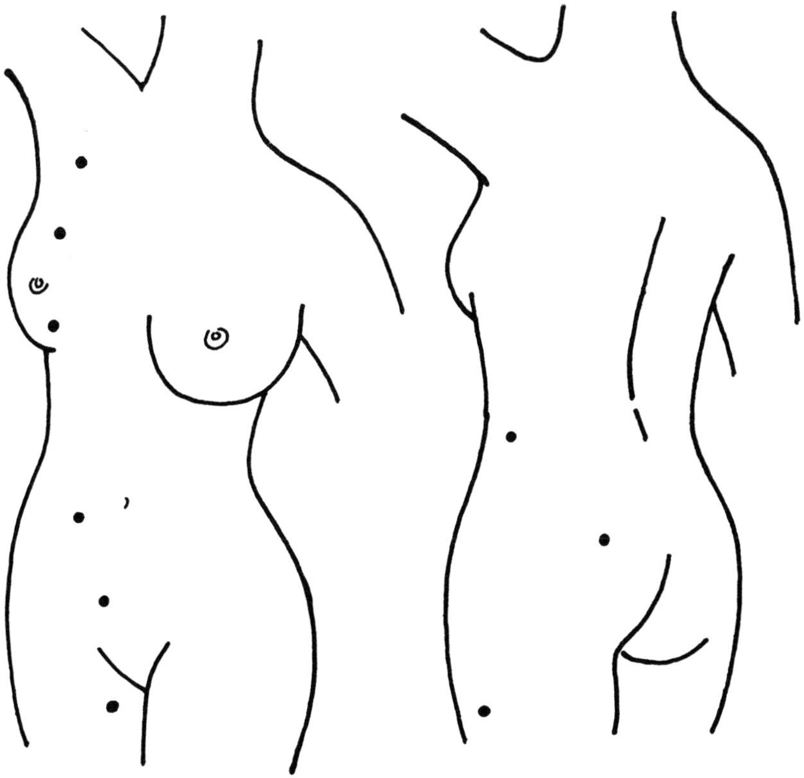

乳頭位置異常

這種變化尤以懷孕、哺乳為最。至於接受隆乳手術後之乳房，則不會有如上之生理變化。

◉大乳房僅脂肪多而已——乳腺組織

人與人猿在前胸壁半側左右各有一個乳房。女性乳房大小、形狀依種族而不同。

未生產過之女性，乳房為半球狀隆起，左右有對稱性，然左右之大小不一定相等。一般而言，左右大小不同。

已生產過之女性，乳房稍微平坦而下垂。

乳腺位於第二、第三肋骨及第六、第七肋骨間所謂大胸肌之肌肉前，有脂肪之「墊子」附著。

大約在乳房中心處有乳暈，而乳頭則位於乳暈中間，其顏色皆較周圍皮膚色濃。

乳頭內有平滑肌肌肉，對冷、熱等溫度性或機械性之刺激反應敏銳，會勃起、變硬。此乃方便嬰兒吸食母乳之自然反應（後述之陷沒乳頭則無此現象。）

乳頭形狀以圓錐形、圓柱形、塊狀、臼狀為基本形，亦有組合各形而成者。

乳頭有十八～二十個乳管開口，有如噴壺狀般。

乳頭因不斷強烈吸吮，形狀、大小會變化，有如梅乾、葡萄乾。

乳暈大小以東方女性而言，直徑約三～四公分，以此為標準，亦有五公分者。有隆起亦有平坦之乳暈。

乳暈為避免因幼兒吸吮而受傷，會由皮脂腺分泌皮脂，以及蒙德柯默利氏腺分泌潤滑油以保護乳房皮膚（參照一五〇頁圖）。乳腺出口若受阻塞，則分泌物會堆積於乳房內而化膿。

乳頭、乳暈較乳房其他部份皮膚，含有較多「美拉寧」色素，東方女性為茶褐色，然依個別差異有濃、淡之別。

受充分刺激影響，乳頭、乳暈色素沈澱而變大變黑。老年女性若受刺激少，其乳頭、乳暈仍保持鮮麗之桃紅色或淡褐色。附帶一點，白人多為淡褐色或桃紅色，黑人則為黑色。

◉乳暈之毛稱為「王毛」

女性乳暈有長毛情形者，對男性而言，乳暈長毛乃為當然之事，對女性而言，乳暈長毛卻相當罕見。雖僅稀疏幾根，筆者卻未看過相關之文獻。據說中國某位皇帝，喜好這種罕見女性，因而將此一乳暈毛稱為「王毛」。皇帝喜好乃另當別論，對幼兒而言，則會妨礙吸奶。

◉美的正三角形

乳房依位置而言，左右乳頭與位於胸骨、胸中間而與笏同形之薄骨上方凹處所連成之三角形為正三角形者為最美。

東方女性平均身高為一五〇～一六〇公分，正三角形一邊約二二～二三公分（參考一四七頁圖）。

成人女性之乳腺，在皮膚下有脂肪、支持組織、結合織等，以及血管、淋巴管、神經構成乳腺實質。

乳腺實質乃由：分泌乳汁之腺組織，將所分泌之乳汁導出外部乳管，以及結合織、脂肪等構成。橫紋機（如手、腳等可由人意志之肌肉）或平滑肌（主要為內臟肌肉）在乳腺不存在（參照一四八頁上圖）。

青春期以前只有幼芽乳管而無乳腺（參照一四八頁下圖）。

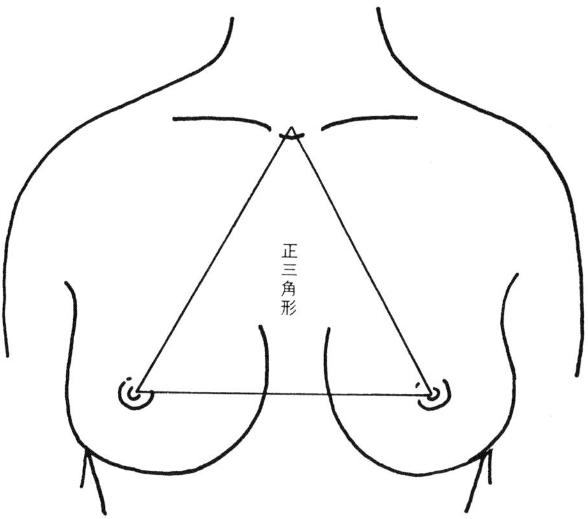

乳頭、乳暈之位置。胸骨最上部凹處與左右乳頭連成之正三角形。一邊長約22～23公分。

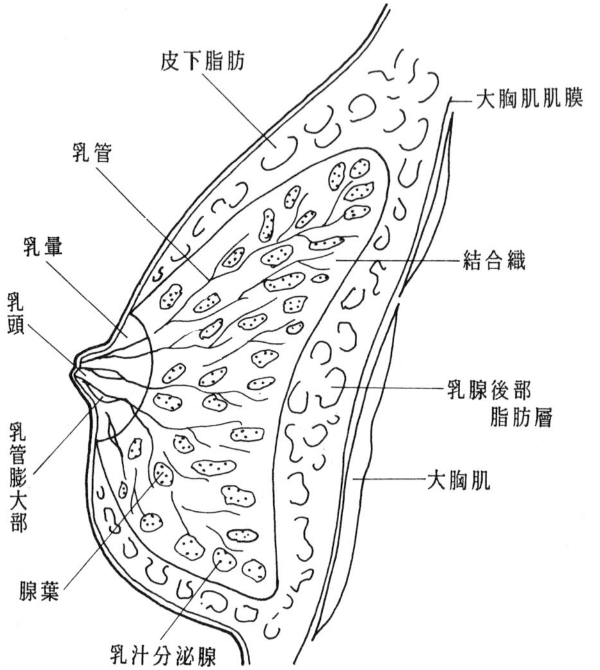

乳房內部及乳腺結構

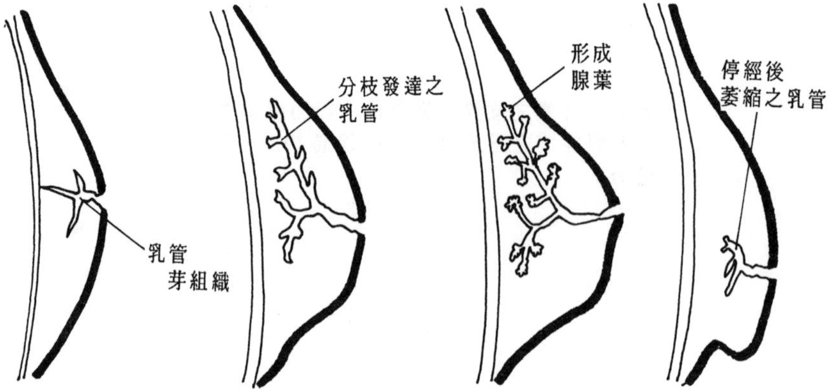

乳腺組織進展圖

◉伸縮之韌帶

乳房中，最重要之構成要素乃皮膚下分泌乳汁之腺以及將所分泌之乳汁導外之乳管。至於脂肪，則佔乳房大部份，乳房大小主要受脂肪多少而影響，非受乳腺組織影響。

因此，並非乳房大即分泌較多乳汁。女性不懷孕時乳房小；懷孕、分娩時，乳房膨脹能充分分泌乳汁，因此，勿因乳房小而躭心無法哺乳。

乳房大小，不一定大者比小者優越。

有些相撲力士中有乳房大於女性者，然男性無分泌乳汁之乳腺組織，僅有脂肪，因此無法成為乳汁供給源。

東方女性之乳房平均較歐美女性小。曾因調查乳房大小與乳癌發生之相關情形而收集資料得知：一般女性乳房容積約一二五～三六〇毫升，大部分為一五〇～二二〇毫升。

將乳腺組織取出，置於盆上觀察，乃為白色柔軟物質，似「鱆魚」，又似柔軟麵包。

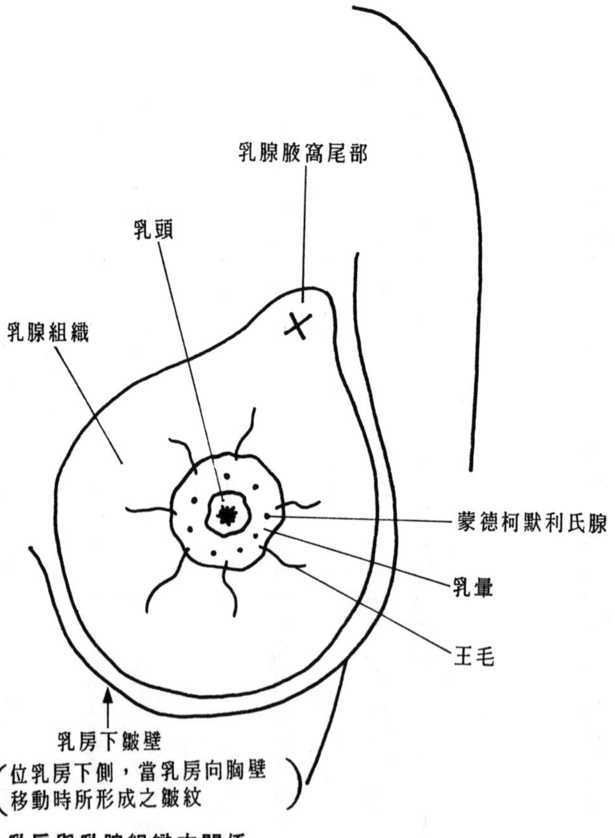
乳腺腋窩尾部
乳頭
乳腺組織
蒙德柯默利氏腺
乳暈
王毛
乳房下皺壁
(位乳房下側，當乳房向胸壁移動時所形成之皺紋)

乳房與乳腺組織之關係

乳房之組織

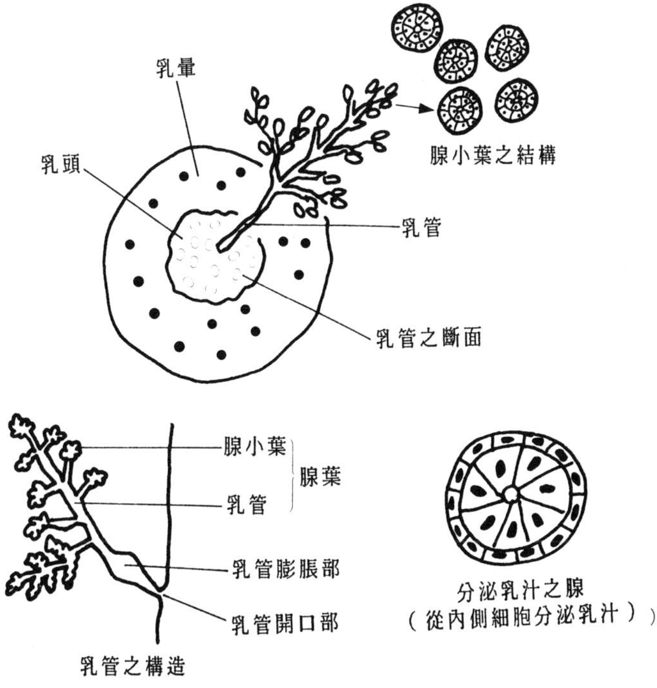

乳頭橫斷面與乳管及腺葉之關係
有如樹木與樹葉般之關係。

此乳腺組織，於切開時能看出白色切口，有黃色斑紋脂肪混雜其中。原來在乳腺中有稍微粉紅之乳汁分泌之數十萬條腺。此一數目會隨年齡或懷孕而組成非常大之腺小葉。此腺小葉，集中約二十個，形成所謂之腺葉大集團。

各個腺葉有由各腺將所分泌之乳汁導出體外之專用管道，像河川一樣逐漸合流成為一條粗乳管，而連接於乳頭（參照一五一頁圖）。

分泌乳汁之腺體，有二列正規排列之細胞，此二列細胞各扮演不同的角色，如一五一頁圖所示，可看出內側細胞有橢圓形核，而外側細胞之核則為圓形，從此內側細胞分泌出乳汁，而在乳汁分泌中，細胞會膨脹至大小約二〇「麥克隆」（micron），一「麥克隆」為千分之一毫米，因此在哺乳中，可分泌出多量奶水。

其細胞作用之大令人難以想像。

此外，乳房有所謂「科巴」之提乳韌帶，將乳腺組織如覆蓋大胸肌肌膜吊上。因哺乳增大乳腺量和離乳後之乳腺退縮，使此韌帶反覆一伸一縮，終使收縮能力降低，而導致乳房下垂。

隨年齡增加，此韌帶老化、彈性降低，最後導致乳房下垂。

然另一方面，因為有此韌帶之存在，使得接受乳癌診察時，若因罹患乳癌，正上方的皮膚為之拉緊，在皮膚下出現凹部，因而藉此診斷乳癌，關於這點，此一韌帶之存在具有重要意義。

◉生理前之聚縮或疼痛——乳腺之周期性變化

出生數日之新生兒，不僅女嬰，男嬰有時因乳腺肥大而疼痛，或有分泌乳汁之情形。稱為新生兒乳腺炎，事實上稱為乳腺肥大較適合。

新生兒乳腺裡側只有微弱之乳管組織，並無明顯之乳腺形成。觸摸新生兒乳腺炎時，於乳頭下發現如笋笠般圓錐形物。其大小最大者可超過乳暈範圍，少有兩側同時出現。

所分泌之汁稱為畸乳，在國外稱為witch milk，亦即魔女之乳。此乃新生兒在母親胎內，受母體賀爾蒙強烈影響所致。

將新生兒乳腺炎誤以為腫瘤或乳癌而接受摘出手術時，情形將不可收拾。男子另當別論，若為女子，則接受手術不斥為將未來發育乳腺之乳腺芽切除，對此孩子造成人為不可彌補缺點。對於新生兒乳腺炎可以不做任何處置，將自然消失。最要緊者乃避免接受摘出手術，若有醫生對嬰兒父母提出此一建議，千萬不得接受。

與上述類似，因內分泌而引起乳腺變化之情形，亦出現在青春期男女身上。

女子在內分泌機構給予活力時，乳房急速膨脹，此時乳腺之成長不一定左右對稱，視個人差異而有乳腺出現硬結以及感受強烈疼痛者。

在此年齡，毋需考慮罹患乳癌之可能性。一般而言，除非乳癌已惡化，否則不會有疼痛情形。

況且在國內，二十五歲以下女性發生乳癌之例子相當罕見。尤其對二十歲以下女子而言，幾無罹患乳癌病例。因此，若乳腺發生疼痛，大可不必躭心罹患乳癌可能。

青春期乃指九～十三歲而言，初潮出現於此時，然乳腺之發芽較初期更早，乳腺組織發芽後，乳房逐漸膨脹，此會有疼痛感，然情形與新生兒畸乳完全不同，並無乳汁分泌。多發生於一側，兩側同時發生者罕見。沒有必要接受特別治療。

男子亦會有同樣情形發生。待內分泌機構完成時，肥大之乳腺會不知不覺地消失。

◉注意停經期之出血

內分泌機構完成之女性，在當月生理開始前，通常二週至十日前，乳腺會增大或有疼痛性硬結出現。

此乃生理前之內分泌隨生理開始而產生之性賀爾蒙變化。此一乳腺硬結並會隨之減輕疼痛或消失。疼痛程度依各人感受度不同而有差異。若躭心罹患乳癌，則疼痛感受度會增強。

生理前之乳腺變化並非所有女性一生皆同。乃隨年齡之變化而有強、弱之分。三十一、二歲至三十七、八歲會強烈出現乳腺變化。

此非乳癌症狀，亦非乳癌前兆。

此外，近停經期之女性，乳腺會出現膨脹及疼痛感，其原因乃此年齡內分泌受卵巢變化而引發炎症所致，並不發展為乳腺炎或乳癌。

乳腺機能異常稱為代償性月經。無月經或月經過多之女性，其乳頭會有出血情形。然而，雖書籍上有此記載，是否實際有此情形，值得懷疑。因乳腺內部有無法發現之非常小的器質性疾病，如：乳管內乳頭狀

乳管內乳頭狀瘤＝導出乳汁管內，形成如乳頭般腫瘍。一般為良性。

瘤一般之物，有出血情形。此外，從停經期乳腺出現血性乳頭分泌物情形亦有之，非屬機能性出血，多數屬乳管內乳頭狀瘤或乳癌出血。

乳管內乳頭狀瘤約一毫米大小，有出血之特徵，發現此一症狀時，必須至醫院接受詳細檢查。

◉青春期之機能腫瘤

青春期的乳腺肥大，除生理性原因外，尚有其他各種原因。

在卵巢形成之黃體囊胞、絨毛上皮瘤、下垂體腫瘍、顆粒膜胞瘤、卵胞膜細胞瘤、副腎皮質腫瘍等，多數稱為機能性腫瘤，乃成為乳腺肥大原因。通稱為卵胞賀爾蒙動情素過剩症，乃腫瘍本身產生之內分泌引起性賀爾蒙平衡異常而引起。

◉大小並無差異

女性在懷孕近分娩時，乳腺腺數增加，而乳房中之脂肪消失，幾乎由分泌乳汁之腺體代替。

此乃懷孕而內分泌活潑之作用。分娩後，加上自腦下垂體製造促進

結合織成分＝存在於身體組織基本成分間的支持組織。

乳汁分泌之賀爾蒙激乳素，使乳汁分泌旺盛，並儲存於乳暈下之乳管膨脹部。幼兒強烈吸吮乳頭之刺激，傳至腦下垂體，更促進激乳素分泌。因此，只要在幼兒吸吮乳頭期間，乳汁分泌即不會停止；若欲乳汁分泌停止，則勿讓幼兒吸吮乳頭即可停止。

哺乳結束後，乳腺內已增加之乳腺減少，而被結合織及脂肪代替。平時小乳房在懷孕、哺乳中，腺之增加使其亦能哺乳，因此不必躭心乳房太小不能哺乳。

哺乳結束後，乳房會恢復原來大小。

經過數次懷孕、哺乳之老年人，其乳房只留下脂肪，幾乎無腺體及結合織。然而未哺乳過之老年人的乳房，即使乳腺組織已退化，結合織成分仍然留存下來。

大力士或肥胖之男子胸部，乍看有如女性乳房，然而乳房內僅含有脂肪，並無任何哺乳能力組織。

對哺乳而言，女性之乳腺大小並不會影響其哺乳機能。然而乳房形狀卻因年齡不同而逐漸變化（參照一五八頁圖）。

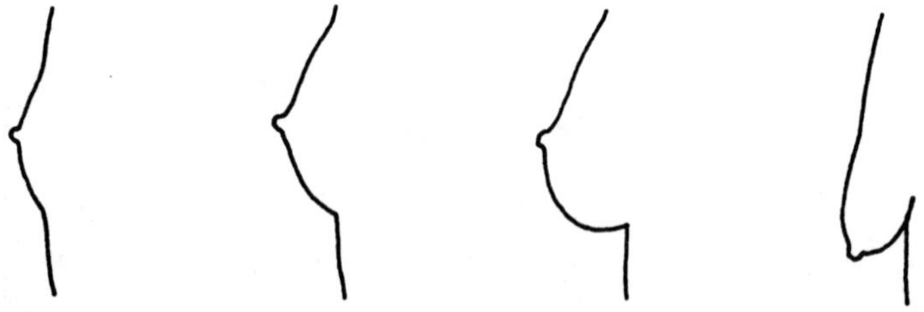

側看乳房隨年齡之變形

乳房並非僅限二個——乳腺異常

◉異常始於胎生期

筆者曾閱讀一本小說，其中提到胸部有三個乳房者，通常乳腺乃左右各一，然而亦有多乳腺及多乳頭者，稱之為副乳腺。不過幾乎沒有併排一列的情形。

筆者曾經目睹，胸部正中央如機車頭燈般的乳房。

此乃乳癌手術時，因取出皮膚過多，未將之巧妙縫合，而拉緊另一側乳房下之皮膚，再縫一次的結果，使得留下之乳房移動至胸部正中央所致。

多乳腺或多乳頭之副乳腺等乳腺異常，於胎生期即開始。

副乳腺一般僅有乳腺痕跡，偶爾也發揮乳腺功能。在懷孕或生理前變大、疼痛，此外，有時亦成為乳腺疾病惡性化原因，令患者困擾，甚而有被誤為脂肪瘤或黑痣而將其切除的情形。

◉多乳頭多出現於男性

多乳腺及多乳頭不僅出現於女性，亦出現於男性。

多乳頭都出現在腋窩至鼠蹊部之連線上，以此線為基準，稍稍偏左或偏右，偶爾也出現於內側或大陰唇、脇腹、背中。多乳頭發生於男性的情形較多。

乳腺發生異常（畸形），有如下情形：

〈多乳頭症〉—女性多於男性。

〈副乳腺〉—位於腋窩、鼠蹊部，多數並無乳頭或乳暈，當中發生乳癌之情形也少。

〈無乳症〉—完全沒有乳頭、乳暈及乳腺組織。

〈無乳頭〉—有乳腺卻無乳頭。

〈乳暈內多頭症〉—同一乳暈中，出現一個以上乳頭。

〈扁平乳頭〉—無乳頭突起。

〈龜裂乳頭〉—乳頭裂開。

〈真性及假性陷沒乳頭〉—乳頭陷沒。若屬真性，則即使提拉乳頭

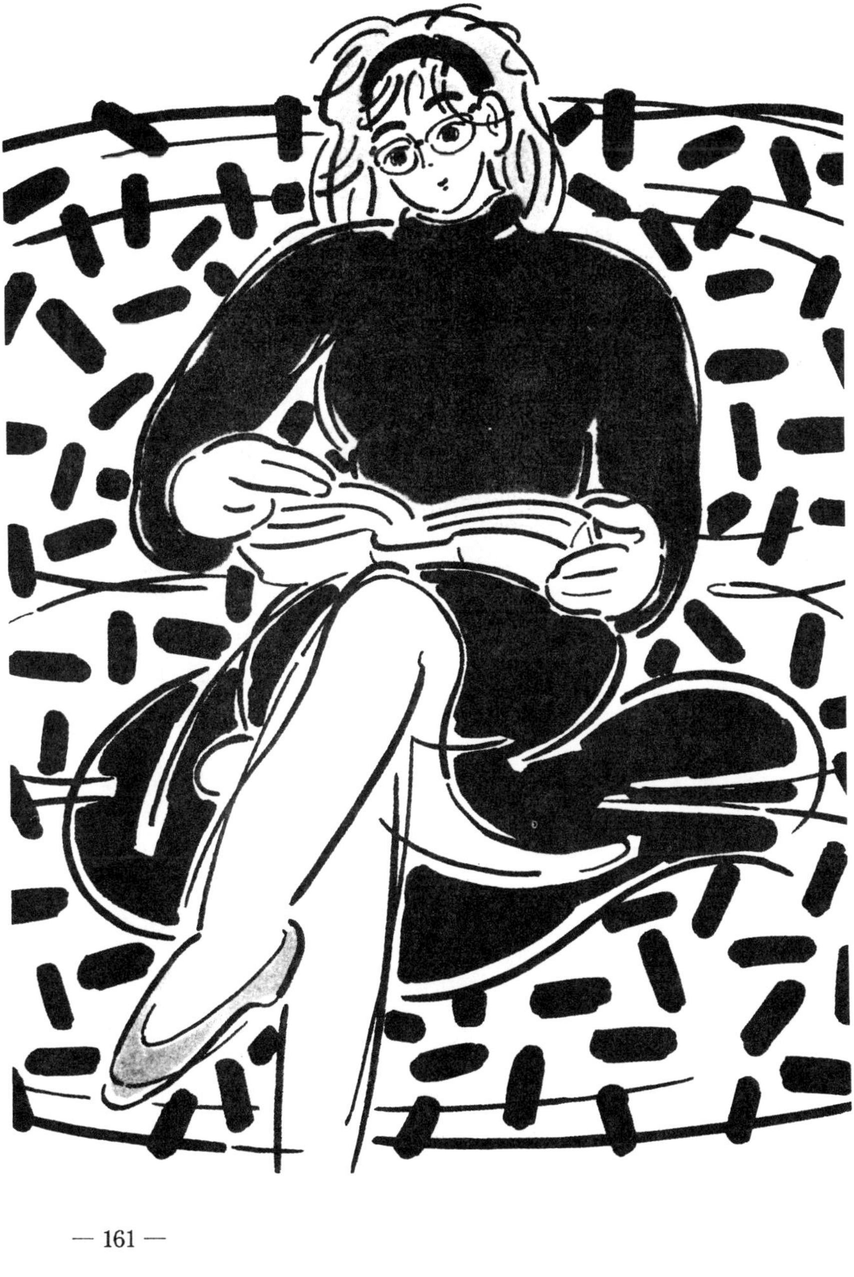

，乳頭依然陷沒。

〈小乳腺〉—乳房異常地小。有時發生於一側，有時兩側皆發生。

〈乳腺左右不同〉—單側哺乳而引起。

〈青春期乳腺左右不同〉—任何女性之一對乳房皆不可能大小相等、形狀相同。乳腺左右不同的情形會隨成長而愈不明顯。

〈處女乳腺肥大〉—從最初之生理開始，乳房急速變大。比平常大約二～三倍，出現皮膚靜脈擴張，有疼痛感。

世界之乳房

無論任何時代，女性乳房皆是「美與女人味」之象徵。

十九世紀以前，在社交場合觸摸女性禮服內，誇示豐腴的胸部，乃為溫暖、友情之表示。

紀元前五世紀，根據誕生於希臘古都「希里卡那索滋」之歷史學家——「黑洛托斯」所言，紀元前六世紀之阿坎美那斯王朝，記爾斯二世之女，亦即古代波斯王，大流士之妻阿德薩，乳房出現腫瘤。

阿德薩乃為矜持之女子，不願將此情形告知他人，而一個人煩惱不已，最後，腫瘤潰瘍，不得不接受當時稱為「醫學之父」，具有名醫聲望之希伯提拉特斯治療，遺憾的是，此一治療內容並未詳載於書上，後人無法得知。

自此，後人才了解，當時女性顧及「內在美」之虛榮心，以及為虛偽之矜持，而使煩惱纏身的情形。

希望現代女性，勿因女性矜持而妨礙早期診斷、早期治療。

◉乳母之聖—阿卡薩

紀元三世紀，聖阿卡薩生於羅馬皇帝德奇烏斯統治之西西里島魯模一地。彼女聰明及高貴之氣質，被稱為「基督教天福之子」。聖阿卡薩因所謂之第七次「德奇烏斯迫害」被捕入獄。獄官柯因德阿諾斯迷戀聖阿卡薩之美貌，而起強佔奪掠之圖，聖阿卡薩不受獄官之威脅利誘，乃堅定操守，至死不渝，獄官眼見無法獲得美女芳心，一怒之下令人切除聖阿卡薩之雙乳。

然而，當夜聖彼得降下奇蹟，恢復聖阿卡薩美麗的雙乳，獄官怒不可支，竟對她施行「鐵刷刷身」的酷刑，並將之殺害。後來，聖阿卡薩被列為聖徒，成為女性乳腺疾病之守護者，並被尊崇為乳母之聖。以後，在斯堪地那維亞半島，將每年的二月五日定為「聖阿卡薩日」，當日，女子有不梳頭之習俗。

◉人魚傳說

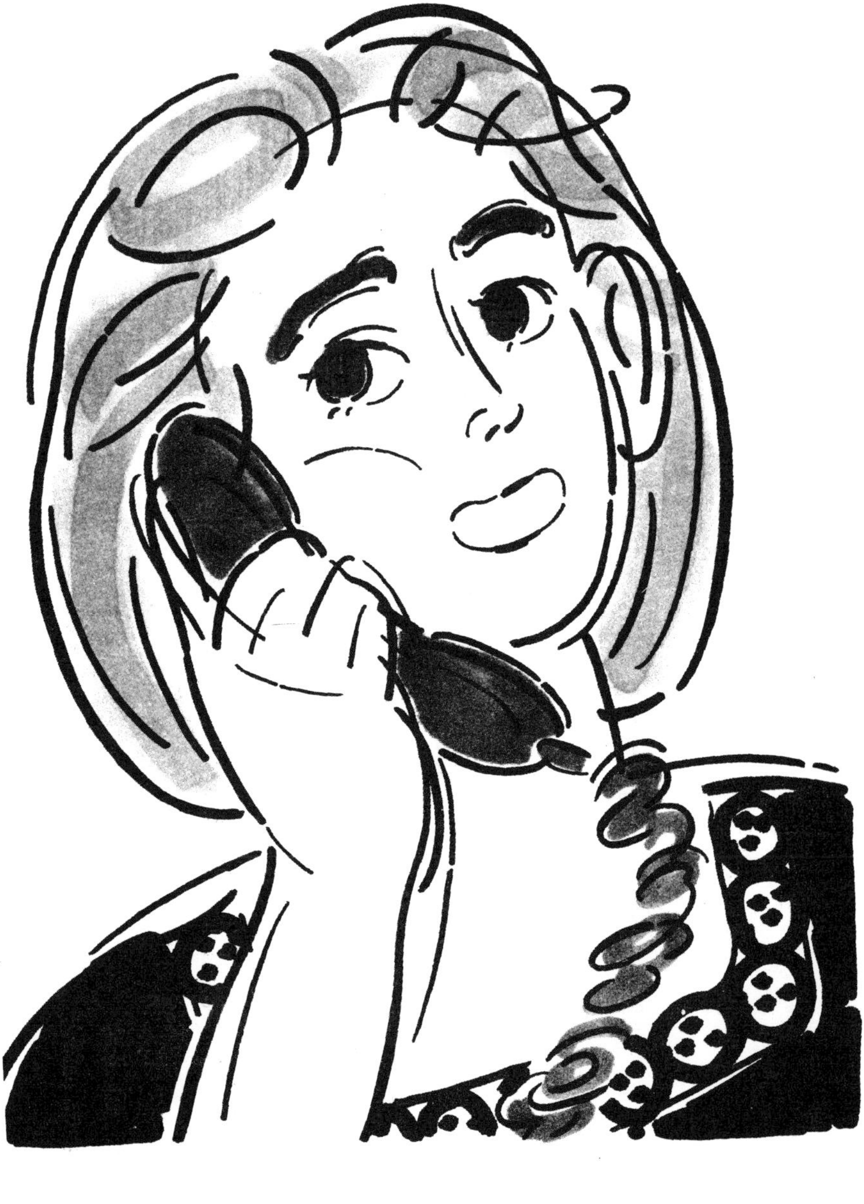

最近，因觀光而備受矚目之丹麥首都哥本哈根，有人魚雕像之設置。

人魚之奇想乃因海牛而得之。海牛為哺乳動物，母海牛立泳以哺乳小海牛，為不使小海牛滑落，因而緊抱小海牛，此一哺乳姿態頗似人類哺乳。由遠方眺望，舊時船員都長期航海，未接觸女性之補償心理影響，突發奇想，將之視爲棲息海中之人類。此一傳說後傳至世界各地，因而有美人魚傳說出現。雖然如此，若目睹海牛，卻難以與傳說中「美人魚」連想一起，也未曾聽說美人魚有雄性者。

◉河天特特族之乳房

一般女性赤裸而被瞧見時，首先掩蓋下半身；歐美女性，尤其美國女性則見掩蓋乳房。此一舉止，令男性們相當費解。

筆者在大學講學時，於課堂上問學生：

「世界上擁有最大乳房的是哪個種族？」

一問，十人有九人回答：

「河天特特族」。

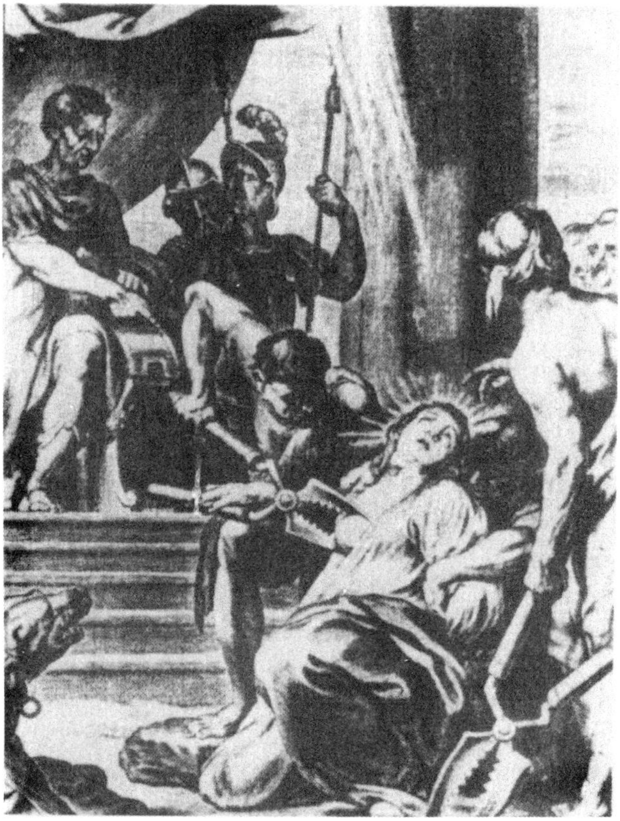

阿卡薩受難
(Brit. J.surg. 36, 1948.)

一般相信，河天特特族以臀大為特徵，醫學上稱之為「脂肪臀症」steat pygia，事實上，河天特特族以所謂的「河天特特前垂」（圍裙）聞名。

因時代、國家、人種不同，對於「美女」之標準亦有差異。蠻荒時期，侵襲其他種族並掠奪當地女子乃為常有之事，既然是掠奪，當然愈美愈好。因此，較醜陋女子免於掠奪之可能性較高。

女子脖子上套上頸圈並且逐漸增加頸圈數目，即使「骷髏頭」也不例外。「河天特特族」是否因此而較之其他種族更為異樣：如，認為女性小陰唇愈長愈美。為此，孩子於幼小時，即由母親或者本身，將小陰唇拉長。

人體似乎有強烈之順應性。有將脖子拉長至三十公分的種族，脖子已如此，何況無骨、軟骨之小陰唇，更能充分拉長。據說，河天特特族女子小陰唇最長者可達膝蓋！乍看有如穿著圍裙一般。因此，「河天特特族」非擁有最大乳房的種族。

◉擁有世上最大乳房——愛斯基摩人

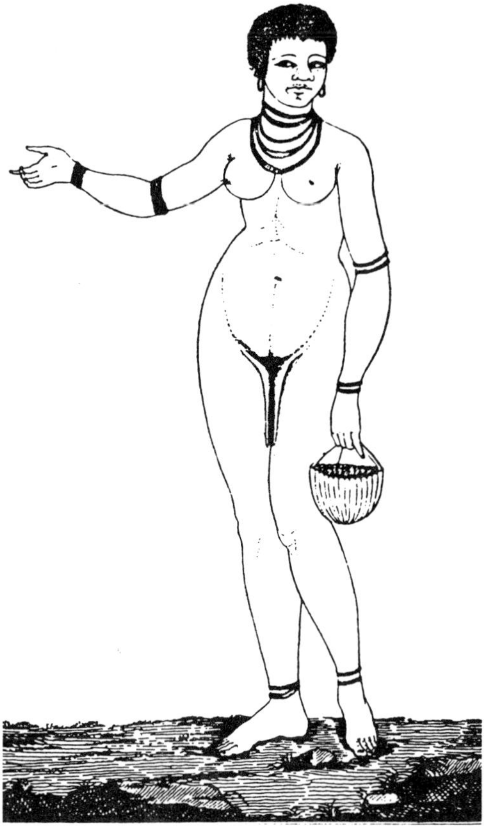

河天特特族之圍裙
(Histoire naturelle de la femme, Paris, 1803)

那麽，世界上擁有最大乳房為哪一種族？據說乃是愛斯基摩人。

住在冰天雪地的愛斯基摩人，以冰建造家，對於客人最高的款待乃是給予「溫暖」。在冰製家裡，不能熊熊升火，因此利用人體體溫以擁抱的方式溫暖客人。以此法溫暖客人，當然女勝於男。據說，乳房愈大者愈具保溫效果，因而在自然淘汰的原理下，大乳房女性得以生存。因此，擁有世界最大乳房者為愛斯基摩人。

據稱愛斯基摩人之血液混雜著日本祖先的血液，然而日本女性乳房卻沒有如此美麗、吸引人。關於此點，我們無法提出具說服性之說明。有關愛斯甚摩人的說法，刊載於世界權威、聞名之美國醫學雜誌「ＪＡＭＡ」論說欄，並非傳聞而已。

◉無乳房之民族

根據希臘神話，黑海附近之史奇甚坦地方，居住著亞馬遜女武士一族（AMAZON）。此一民族是否與住居在亞馬遜河之「亞馬遜族」有關，因筆者非民族學者，無法了解。然由「AMAZON」一語分析，在拉丁語中，「Ａ」往往是「無」之意，「ＭＡＺＯ」代表「乳」，「Ｎ」

乃表示民族之附加語。由此看來，亞馬遜乃為無乳民族。

女武士一族以從戰為常事，經常使用弓箭，而拉弓次數頻繁，使乳房漸漸消失，此為原因之一。另外，或者為不使乳房妨礙拉弓，而將之切除，此為亞馬遜族無乳房之另一可能原因。

歷史上，最初切去，喔！正確地說應該是「燒取」乳房，乃在紀元前三〇〇〇～二五〇〇年間，然而在此之前未有任何合併症，以為切除乳房之理由，將健康乳房，無理由地切去是否可能，令人懷疑。

亞馬遜女武士因拉張弓弦而使乳房消失一說，與其視為歷史事實，不如將之視為神話，更具意義。

◉木乃伊發現乳癌

「美與女人味」之象徵——乳房，之強敵——乳癌，具有古老的歷史。

古代維多利亞墓中或木乃伊身上，即有發現乳癌例子。

癌，在史前人類或動物身上已經發現，此乃歷史上為人所知之事實，據說中生代之古生物中，巨大爬蟲類——恐龍亦罹患過乳癌。

◉馬有一對乳房

進化論中最接近人類之類人猿，擁有乳房左右各一個，此乃容易想像。不過，很少人了解：同樣屬於哺乳類中之海棲動物：鯨魚、海豚、海牛等，亦只有一對乳房。

鯨魚之哺乳方式，乃在海水中放出濃厚乳汁，供小鯨魚食用。如此說來，小鯨魚的嘴可能不容易咬住母鯨之乳房以吸吮母乳。然而海牛之口如「蛭」，能輕易吸乳。

百獸之王——獅子，其雌性獅子擁有乳房兩對，然而牛、豬、狗、貓等齧齒動物卻有數對乳房。馬僅有一對，這令很多人懷疑：「可能這樣嗎？」

後記

筆者將自己對乳腺所有之知識，集成一冊出版。期望世界所有女性能更了解自己的乳腺。筆者希冀將半生所投入之工作，以此形式傳達後世，期能在世界舞台上，扮演一齣小小戲劇。

總結此書，乳腺有各種不同的疾病，追根究底，絕對必須治療者，僅限於炎症（化膿）及乳癌（乳腺肉瘤等非常罕見，並非嚴重問題）。

在現今化學療法發達之社會中，因炎症而奪取患者生命的情形，已大為減少，然而炎症後，續發之菌血症及敗血症等奪取患者生命的情形，卻非完全沒有。因此不得疏忽。

乳癌若不加以治療，乃是致命之疾。

筆者於大學醫院服務時，不顧當時教授反對，設置最初之乳腺專門外診（乳腺外診），此乃一九六一年之事。二十八年間，我所服務過之醫院，無一不設乳腺外診以從事專門之診察治療。如今已被確立為一診療單位，受到應有之肯定與信賴。

全國大學或醫院起而效法設置此專門科者不少，奇怪的是，皆採用最初之「乳腺外診」稱呼。若各醫院能以真誠的態度從事乳腺疾病之診斷治療，值得安慰與慶幸。

一般人發現乳腺異常，最先求助於婦產科。事實上，乳房疾病；乳癌也好，其他疾病也好，皆屬於外科領域，因此，求教於外科醫生並接受專門治療才是治療乳腺疾病之正道。

此外，不分靑紅皂白就開刀之外科醫生稱不上名醫。最近，病人似有一窩蜂湧向大醫院或大學附屬醫院求診之趨勢，然而根據筆者的經驗，大學醫院有所謂專門醫學實習生前往其大學附屬醫院實習者（Resident）。

醫術之精髓不在機關設施，乃在醫生本人之專業知識及臨床經驗上。所謂「名醫」，可能是被遺忘於街頭小巷、默默無聞的醫者。某位名醫就曾經說過：「醫生之選擇攸關壽命之長短。」

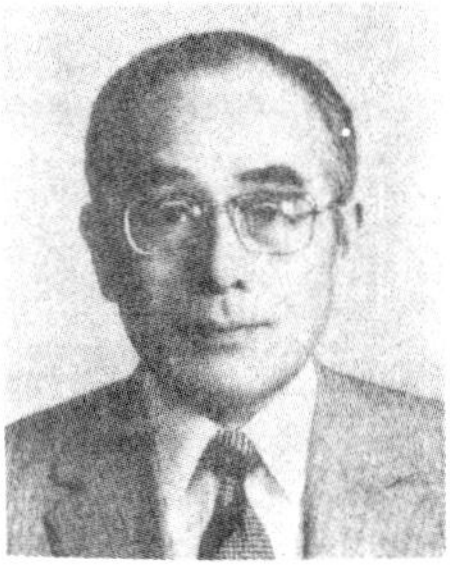

天晶武雄

著者簡歷

昭和21年9月慶應大學醫學部畢業。歷任醫學部外科學助手、講師、教授。其間並任教於美國加利福尼亞大學乳癌研究部三年。

50年任日本鋼管病院副院長，54年開設天晶外科（東京都中野區中央3－1－24，電話03- 367- 3175）。

31年6月以有關乳腺疾病研究論文獲醫學博士。學會發表63次，學術著書2冊，論文發表34著（英文4著）。

乳癌規約委員。乳癌約700例，隆乳手術後之乳房再形成120例，其他乳腺疾病或良性腫瘍手術與治療經驗合計約1500例以上。

大展出版社有限公司
品冠文化出版社

圖書目錄

地址：台北市北投區(石牌)
致遠一路二段12巷1號
電話：(02)28236031
28236033
郵撥：0166955～1
傳真：(02)28272069

・法律專欄連載・電腦編號58

台大法學院　法律學系／策劃
法律服務社／編著

1. 別讓您的權利睡著了 1　200元
2. 別讓您的權利睡著了 2　200元

・武術特輯・電腦編號10

1. 陳式太極拳入門	馮志強編著	180元
2. 武式太極拳	郝少如編著	150元
3. 練功十八法入門	蕭京凌編著	120元
4. 教門長拳	蕭京凌編著	150元
5. 跆拳道	蕭京凌編譯	180元
6. 正傳合氣道	程曉鈴譯	200元
7. 圖解雙節棍	陳銘遠著	200元
8. 格鬥空手道	鄭旭旭編著	200元
9. 實用跆拳道	陳國榮編著	200元
10. 武術初學指南	李文英、解守德編著	250元
11. 泰國拳	陳國榮著	180元
12. 中國式摔跤	黃　斌編著	180元
13. 太極劍入門	李德印編著	180元
14. 太極拳運動	運動司編	250元
15. 太極拳譜	清・王宗岳等著	280元
16. 散手初學	冷　峰編著	180元
17. 南拳	朱瑞琪編著	180元
18. 吳式太極劍	王培生著	200元
19. 太極拳健身和技擊	王培生著	250元
20. 秘傳武當八卦掌	狄兆龍著	250元
21. 太極拳論譚	沈　壽著	250元
22. 陳式太極拳技擊法	馬　虹著	250元
23. 二十四式/三十二式 太極 拳/劍	闞桂香著	180元
24. 楊式秘傳129式太極長拳	張楚全著	280元
25. 楊式太極拳架詳解	林炳堯著	280元

26. 華佗五禽劍	劉時榮著	180 元
27. 太極拳基礎講座：基本功與簡化 24 式	李德印著	250 元
28. 武式太極拳精華	薛乃印著	200 元
29. 陳式太極拳拳理闡微	馬　虹著	350 元
30. 陳式太極拳體用全書	馬　虹著	400 元

·原地太極拳系列· 電腦編號 11

1. 原地綜合太極拳 24 式	胡啟賢創編	220 元
2. 原地活步太極拳 42 式	胡啟賢創編	200 元
3. 原地簡化太極拳 24 式	胡啟賢創編	200 元
4. 原地太極拳 12 式	胡啟賢創編	200 元

·道 學 文 化· 電腦編號 12

1. 道在養生：道教長壽術	郝　勤等著	250 元
2. 龍虎丹道：道教內丹術	郝　勤等著	300 元
3. 天上人間：道教神仙譜系	黃德海著	250 元
4. 步罡踏斗：道教祭禮儀典	張澤洪著	250 元
5. 道醫窺秘：道教醫學康復術	王慶餘等著	250 元
6. 勸善成仙：道教生命倫理	李　剛著	250 元
7. 洞天福地：道教宮觀勝境	沙銘壽著	250 元
8. 青詞碧簫：道教文學藝術	楊光文等著	250 元
9. 　　　　：道教格言精粹	朱耕發等著	250 元

·秘傳占卜系列· 電腦編號 14

1. 手相術	淺野八郎著	180 元
2. 人相術	淺野八郎著	180 元
3. 西洋占星術	淺野八郎著	180 元
4. 中國神奇占卜	淺野八郎著	150 元
5. 夢判斷	淺野八郎著	150 元
6. 前世、來世占卜	淺野八郎著	150 元
7. 法國式血型學	淺野八郎著	150 元
8. 靈感、符咒學	淺野八郎著	150 元
9. 紙牌占卜學	淺野八郎著	150 元
10. ESP 超能力占卜	淺野八郎著	150 元
11. 猶太數的秘術	淺野八郎著	150 元
12. 新心理測驗	淺野八郎著	160 元
13. 塔羅牌預言秘法	淺野八郎著	200 元

・趣味心理講座・電腦編號 15

1.	性格測驗① 探索男與女	淺野八郎著	140 元
2.	性格測驗② 透視人心奧秘	淺野八郎著	140 元
3.	性格測驗③ 發現陌生的自己	淺野八郎著	140 元
4.	性格測驗④ 發現你的真面目	淺野八郎著	140 元
5.	性格測驗⑤ 讓你們吃驚	淺野八郎著	140 元
6.	性格測驗⑥ 洞穿心理盲點	淺野八郎著	140 元
7.	性格測驗⑦ 探索對方心理	淺野八郎著	140 元
8.	性格測驗⑧ 由吃認識自己	淺野八郎著	160 元
9.	性格測驗⑨ 戀愛知多少	淺野八郎著	160 元
10.	性格測驗⑩ 由裝扮瞭解人心	淺野八郎著	160 元
11.	性格測驗⑪ 敲開內心玄機	淺野八郎著	140 元
12.	性格測驗⑫ 透視你的未來	淺野八郎著	160 元
13.	血型與你的一生	淺野八郎著	160 元
14.	趣味推理遊戲	淺野八郎著	160 元
15.	行為語言解析	淺野八郎著	160 元

・婦 幼 天 地・電腦編號 16

1.	八萬人減肥成果	黃靜香譯	180 元
2.	三分鐘減肥體操	楊鴻儒譯	150 元
3.	窈窕淑女美髮秘訣	柯素娥譯	130 元
4.	使妳更迷人	成 玉譯	130 元
5.	女性的更年期	官舒妍編譯	160 元
6.	胎內育兒法	李玉瓊編譯	150 元
7.	早產兒袋鼠式護理	唐岱蘭譯	200 元
8.	初次懷孕與生產	婦幼天地編譯組	180 元
9.	初次育兒 12 個月	婦幼天地編譯組	180 元
10.	斷乳食與幼兒食	婦幼天地編譯組	180 元
11.	培養幼兒能力與性向	婦幼天地編譯組	180 元
12.	培養幼兒創造力的玩具與遊戲	婦幼天地編譯組	180 元
13.	幼兒的症狀與疾病	婦幼天地編譯組	180 元
14.	腿部苗條健美法	婦幼天地編譯組	180 元
15.	女性腰痛別忽視	婦幼天地編譯組	150 元
16.	舒展身心體操術	李玉瓊編譯	130 元
17.	三分鐘臉部體操	趙薇妮著	160 元
18.	生動的笑容表情術	趙薇妮著	160 元
19.	心曠神怡減肥法	川津祐介著	130 元
20.	內衣使妳更美麗	陳玄茹譯	130 元
21.	瑜伽美姿美容	黃靜香編著	180 元
22.	高雅女性裝扮學	陳珮玲譯	180 元
23.	蠶糞肌膚美顏法	坂梨秀子著	160 元

24.	認識妳的身體	李玉瓊譯	160 元
25.	產後恢復苗條體態	居理安・芙萊喬著	200 元
26.	正確護髮美容法	山崎伊久江著	180 元
27.	安琪拉美姿養生學	安琪拉蘭斯博瑞著	180 元
28.	女體性醫學剖析	增田豐著	220 元
29.	懷孕與生產剖析	岡部綾子著	180 元
30.	斷奶後的健康育兒	東城百合子著	220 元
31.	引出孩子幹勁的責罵藝術	多湖輝著	170 元
32.	培養孩子獨立的藝術	多湖輝著	170 元
33.	子宮肌瘤與卵巢囊腫	陳秀琳編著	180 元
34.	下半身減肥法	納他夏・史達賓著	180 元
35.	女性自然美容法	吳雅菁編著	180 元
36.	再也不發胖	池園悅太郎著	170 元
37.	生男生女控制術	中垣勝裕著	220 元
38.	使妳的肌膚更亮麗	楊　皓編著	170 元
39.	臉部輪廓變美	芝崎義夫著	180 元
40.	斑點、皺紋自己治療	高須克彌著	180 元
41.	面皰自己治療	伊藤雄康著	180 元
42.	隨心所欲瘦身冥想法	原久子著	180 元
43.	胎兒革命	鈴木丈織著	180 元
44.	NS 磁氣平衡法塑造窈窕奇蹟	古屋和江著	180 元
45.	享瘦從腳開始	山田陽子著	180 元
46.	小改變瘦 4 公斤	宮本裕子著	180 元
47.	軟管減肥瘦身	高橋輝男著	180 元
48.	海藻精神秘美容法	劉名揚編著	180 元
49.	肌膚保養與脫毛	鈴木真理著	180 元
50.	10 天減肥 3 公斤	彤雲編輯組	180 元
51.	穿出自己的品味	西村玲子著	280 元
52.	小孩髮型設計	李芳黛譯	250 元

・青 春 天 地・電腦編號 17

1.	A 血型與星座	柯素娥編譯	160 元
2.	B 血型與星座	柯素娥編譯	160 元
3.	0 血型與星座	柯素娥編譯	160 元
4.	AB 血型與星座	柯素娥編譯	120 元
5.	青春期性教室	呂貴嵐編譯	130 元
7.	難解數學破題	宋釗宜編譯	130 元
9.	小論文寫作秘訣	林顯茂編譯	120 元
11.	中學生野外遊戲	熊谷康編著	120 元
12.	恐怖極短篇	柯素娥編譯	130 元
13.	恐怖夜話	小毛驢編譯	130 元
14.	恐怖幽默短篇	小毛驢編譯	120 元
15.	黑色幽默短篇	小毛驢編譯	120 元

16. 靈異怪談	小毛驢編譯	130 元
17. 錯覺遊戲	小毛驢編著	130 元
18. 整人遊戲	小毛驢編著	150 元
19. 有趣的超常識	柯素娥編譯	130 元
20. 哦！原來如此	林慶旺編譯	130 元
21. 趣味競賽 100 種	劉名揚編譯	120 元
22. 數學謎題入門	宋釗宜編譯	150 元
23. 數學謎題解析	宋釗宜編譯	150 元
24. 透視男女心理	林慶旺編譯	120 元
25. 少女情懷的自白	李桂蘭編譯	120 元
26. 由兄弟姊妹看命運	李玉瓊編譯	130 元
27. 趣味的科學魔術	林慶旺編譯	150 元
28. 趣味的心理實驗室	李燕玲編譯	150 元
29. 愛與性心理測驗	小毛驢編譯	130 元
30. 刑案推理解謎	小毛驢編譯	180 元
31. 偵探常識推理	小毛驢編譯	180 元
32. 偵探常識解謎	小毛驢編譯	130 元
33. 偵探推理遊戲	小毛驢編譯	180 元
34. 趣味的超魔術	廖玉山編著	150 元
35. 趣味的珍奇發明	柯素娥編著	150 元
36. 登山用具與技巧	陳瑞菊編著	150 元
37. 性的漫談	蘇燕謀編著	180 元
38. 無的漫談	蘇燕謀編著	180 元
39. 黑色漫談	蘇燕謀編著	180 元
40. 白色漫談	蘇燕謀編著	180 元

・健 康 天 地・電腦編號 18

1. 壓力的預防與治療	柯素娥編譯	130 元
2. 超科學氣的魔力	柯素娥編譯	130 元
3. 尿療法治病的神奇	中尾良一著	130 元
4. 鐵證如山的尿療法奇蹟	廖玉山譯	120 元
5. 一日斷食健康法	葉慈容編譯	150 元
6. 胃部強健法	陳炳崑譯	120 元
7. 癌症早期檢查法	廖松濤譯	160 元
8. 老人痴呆症防止法	柯素娥編譯	130 元
9. 松葉汁健康飲料	陳麗芬編譯	130 元
10. 揉肚臍健康法	永井秋夫著	150 元
11. 過勞死、猝死的預防	卓秀貞編譯	130 元
12. 高血壓治療與飲食	藤山順豐著	180 元
13. 老人看護指南	柯素娥編譯	150 元
14. 美容外科淺談	楊啟宏著	150 元
15. 美容外科新境界	楊啟宏著	150 元
16. 鹽是天然的醫生	西英司郎著	140 元

17. 年輕十歲不是夢	梁瑞麟譯	200元
18. 茶料理治百病	桑野和民著	180元
19. 綠茶治病寶典	桑野和民著	150元
20. 杜仲茶養顏減肥法	西田博著	170元
21. 蜂膠驚人療效	瀨長良三郎著	180元
22. 蜂膠治百病	瀨長良三郎著	180元
23. 醫藥與生活(一)	鄭炳全著	180元
24. 鈣長生寶典	落合敏著	180元
25. 大蒜長生寶典	木下繁太郎著	160元
26. 居家自我健康檢查	石川恭三著	160元
27. 永恆的健康人生	李秀鈴譯	200元
28. 大豆卵磷脂長生寶典	劉雪卿譯	150元
29. 芳香療法	梁艾琳譯	160元
30. 醋長生寶典	柯素娥譯	180元
31. 從星座透視健康	席拉・吉蒂斯著	180元
32. 愉悅自在保健學	野本二士夫著	160元
33. 裸睡健康法	丸山淳士等著	160元
34. 糖尿病預防與治療	藤田順豐著	180元
35. 維他命長生寶典	菅原明子著	180元
36. 維他命C新效果	鐘文訓編	150元
37. 手、腳病理按摩	堤芳朗著	160元
38. AIDS瞭解與預防	彼得塔歇爾著	180元
39. 甲殼質殼聚糖健康法	沈永嘉譯	160元
40. 神經痛預防與治療	木下真男著	160元
41. 室內身體鍛鍊法	陳炳崑編著	160元
42. 吃出健康藥膳	劉大器編著	180元
43. 自我指壓術	蘇燕謀編著	160元
44. 紅蘿蔔汁斷食療法	李玉瓊編著	150元
45. 洗心術健康秘法	竺翠萍編譯	170元
46. 枇杷葉健康療法	柯素娥編譯	180元
47. 抗衰血癒	楊啟宏著	180元
48. 與癌搏鬥記	逸見政孝著	180元
49. 冬蟲夏草長生寶典	高橋義博著	170元
50. 痔瘡・大腸疾病先端療法	宮島伸宜著	180元
51. 膠布治癒頑固慢性病	加瀨建造著	180元
52. 芝麻神奇健康法	小林貞作著	170元
53. 香煙能防止癡呆?	高田明和著	180元
54. 穀菜食治癌療法	佐藤成志著	180元
55. 貼藥健康法	松原英多著	180元
56. 克服癌症調和道呼吸法	帶津良一著	180元
57. B型肝炎預防與治療	野村喜重郎著	180元
58. 青春永駐養生導引術	早島正雄著	180元
59. 改變呼吸法創造健康	原久子著	180元
60. 荷爾蒙平衡養生秘訣	出村博著	180元

61. 水美肌健康法	井戶勝富著	170 元
62. 認識食物掌握健康	廖梅珠編著	170 元
63. 痛風劇痛消除法	鈴木吉彥著	180 元
64. 酸莖菌驚人療效	上田明彥著	180 元
65. 大豆卵磷脂治現代病	神津健一著	200 元
66. 時辰療法—危險時刻凌晨 4 時	呂建強等著	180 元
67. 自然治癒力提升法	帶津良一著	180 元
68. 巧妙的氣保健法	藤平墨子著	180 元
69. 治癒 C 型肝炎	熊田博光著	180 元
70. 肝臟病預防與治療	劉名揚編著	180 元
71. 腰痛平衡療法	荒井政信著	180 元
72. 根治多汗症、狐臭	稻葉益巳著	220 元
73. 40 歲以後的骨質疏鬆症	沈永嘉譯	180 元
74. 認識中藥	松下一成著	180 元
75. 認識氣的科學	佐佐木茂美著	180 元
76. 我戰勝了癌症	安田伸著	180 元
77. 斑點是身心的危險信號	中野進著	180 元
78. 艾波拉病毒大震撼	玉川重德著	180 元
79. 重新還我黑髮	桑名隆一郎著	180 元
80. 身體節律與健康	林博史著	180 元
81. 生薑治萬病	石原結實著	180 元
82. 靈芝治百病	陳瑞東著	180 元
83. 木炭驚人的威力	大槻彰著	200 元
84. 認識活性氧	井土貴司著	180 元
85. 深海鮫治百病	廖玉山編著	180 元
86. 神奇的蜂王乳	井上丹治著	180 元
87. 卡拉 OK 健腦法	東潔著	180 元
88. 卡拉 OK 健康法	福田伴男著	180 元
89. 醫藥與生活㈡	鄭炳全著	200 元
90. 洋蔥治百病	宮尾興平著	180 元
91. 年輕 10 歲快步健康法	石塚忠雄著	180 元
92. 石榴的驚人神效	岡本順子著	180 元
93. 飲料健康法	白鳥早奈英著	180 元
94. 健康棒體操	劉名揚編譯	180 元
95. 催眠健康法	蕭京凌編著	180 元
96. 鬱金（美王）治百病	水野修一著	180 元
97. 醫藥與生活㈢	鄭炳全著	200 元

・實用女性學講座・電腦編號 19

1. 解讀女性內心世界	島田一男著	150 元
2. 塑造成熟的女性	島田一男著	150 元
3. 女性整體裝扮學	黃靜香編著	180 元
4. 女性應對禮儀	黃靜香編著	180 元

5.	女性婚前必修	小野十傳著	200 元
6.	徹底瞭解女人	田口二州著	180 元
7.	拆穿女性謊言 88 招	島田一男著	200 元
8.	解讀女人心	島田一男著	200 元
9.	俘獲女性絕招	志賀貢著	200 元
10.	愛情的壓力解套	中村理英子著	200 元
11.	妳是人見人愛的女孩	廖松濤編著	200 元

・校園系列・電腦編號 20

1.	讀書集中術	多湖輝著	180 元
2.	應考的訣竅	多湖輝著	150 元
3.	輕鬆讀書贏得聯考	多湖輝著	150 元
4.	讀書記憶秘訣	多湖輝著	180 元
5.	視力恢復！超速讀術	江錦雲譯	180 元
6.	讀書 36 計	黃柏松編著	180 元
7.	驚人的速讀術	鐘文訓編著	170 元
8.	學生課業輔導良方	多湖輝著	180 元
9.	超速讀超記憶法	廖松濤編著	180 元
10.	速算解題技巧	宋釗宜編著	200 元
11.	看圖學英文	陳炳崑編著	200 元
12.	讓孩子最喜歡數學	沈永嘉譯	180 元
13.	催眠記憶術	林碧清譯	180 元
14.	催眠速讀術	林碧清譯	180 元
15.	數學式思考學習法	劉淑錦譯	200 元
16.	考試憑要領	劉孝暉著	180 元
17.	事半功倍讀書法	王毅希著	200 元
18.	超金榜題名術	陳蒼杰譯	200 元
19.	靈活記憶術	林耀慶編著	180 元

・實用心理學講座・電腦編號 21

1.	拆穿欺騙伎倆	多湖輝著	140 元
2.	創造好構想	多湖輝著	140 元
3.	面對面心理術	多湖輝著	160 元
4.	偽裝心理術	多湖輝著	140 元
5.	透視人性弱點	多湖輝著	140 元
6.	自我表現術	多湖輝著	180 元
7.	不可思議的人性心理	多湖輝著	180 元
8.	催眠術入門	多湖輝著	150 元
9.	責罵部屬的藝術	多湖輝著	150 元
10.	精神力	多湖輝著	150 元
11.	厚黑說服術	多湖輝著	150 元

12. 集中力	多湖輝著	150 元
13. 構想力	多湖輝著	150 元
14. 深層心理術	多湖輝著	160 元
15. 深層語言術	多湖輝著	160 元
16. 深層說服術	多湖輝著	180 元
17. 掌握潛在心理	多湖輝著	160 元
18. 洞悉心理陷阱	多湖輝著	180 元
19. 解讀金錢心理	多湖輝著	180 元
20. 拆穿語言圈套	多湖輝著	180 元
21. 語言的內心玄機	多湖輝著	180 元
22. 積極力	多湖輝著	180 元

・超現實心理講座・電腦編號 22

1. 超意識覺醒法	詹蔚芬編譯	130 元
2. 護摩秘法與人生	劉名揚編譯	130 元
3. 秘法！超級仙術入門	陸明譯	150 元
4. 給地球人的訊息	柯素娥編著	150 元
5. 密教的神通力	劉名揚編著	130 元
6. 神秘奇妙的世界	平川陽一著	200 元
7. 地球文明的超革命	吳秋嬌譯	200 元
8. 力量石的秘密	吳秋嬌譯	180 元
9. 超能力的靈異世界	馬小莉譯	200 元
10. 逃離地球毀滅的命運	吳秋嬌譯	200 元
11. 宇宙與地球終結之謎	南山宏著	200 元
12. 驚世奇功揭秘	傅起鳳著	200 元
13. 啟發身心潛力心象訓練法	栗田昌裕著	180 元
14. 仙道術遁甲法	高藤聰一郎著	220 元
15. 神通力的秘密	中岡俊哉著	180 元
16. 仙人成仙術	高藤聰一郎著	200 元
17. 仙道符咒氣功法	高藤聰一郎著	220 元
18. 仙道風水術尋龍法	高藤聰一郎著	200 元
19. 仙道奇蹟超幻像	高藤聰一郎著	200 元
20. 仙道鍊金術房中法	高藤聰一郎著	200 元
21. 奇蹟超醫療治癒難病	深野一幸著	220 元
22. 揭開月球的神秘力量	超科學研究會	180 元
23. 西藏密教奧義	高藤聰一郎著	250 元
24. 改變你的夢術入門	高藤聰一郎著	250 元
25. 21 世紀拯救地球超技術	深野一幸著	250 元

・養 生 保 健・電腦編號 23

1. 醫療養生氣功	黃孝寬著	250 元

2. 中國氣功圖譜	余功保著	250 元
3. 少林醫療氣功精粹	井玉蘭著	250 元
4. 龍形實用氣功	吳大才等著	220 元
5. 魚戲增視強身氣功	宮　嬰著	220 元
6. 嚴新氣功	前新培金著	250 元
7. 道家玄牝氣功	張　章著	200 元
8. 仙家秘傳袪病功	李遠國著	160 元
9. 少林十大健身功	秦慶豐著	180 元
10. 中國自控氣功	張明武著	250 元
11. 醫療防癌氣功	黃孝寬著	250 元
12. 醫療強身氣功	黃孝寬著	250 元
13. 醫療點穴氣功	黃孝寬著	250 元
14. 中國八卦如意功	趙維漢著	180 元
15. 正宗馬禮堂養氣功	馬禮堂著	420 元
16. 秘傳道家筋經內丹功	王慶餘著	280 元
17. 三元開慧功	辛桂林著	250 元
18. 防癌治癌新氣功	郭　林著	180 元
19. 禪定與佛家氣功修煉	劉天君著	200 元
20. 顛倒之術	梅自強著	360 元
21. 簡明氣功辭典	吳家駿編	360 元
22. 八卦三合功	張全亮著	230 元
23. 朱砂掌健身養生功	楊永著	250 元
24. 抗老功	陳九鶴著	230 元
25. 意氣按穴排濁自療法	黃啟運編著	250 元
26. 陳式太極拳養生功	陳正雷著	200 元
27. 健身祛病小功法	王培生著	200 元
28. 張式太極混元功	張春銘著	250 元
29. 中國璇密功	羅琴編著	250 元
30. 中國少林禪密功	齊飛龍著	200 元

・社會人智囊・電腦編號 24

1. 糾紛談判術	清水增三著	160 元
2. 創造關鍵術	淺野八郎著	150 元
3. 觀人術	淺野八郎著	200 元
4. 應急詭辯術	廖英迪編著	160 元
5. 天才家學習術	木原武一著	160 元
6. 貓型狗式鑑人術	淺野八郎著	180 元
7. 逆轉運掌握術	淺野八郎著	180 元
8. 人際圓融術	澀谷昌三著	160 元
9. 解讀人心術	淺野八郎著	180 元
10. 與上司水乳交融術	秋元隆司著	180 元
11. 男女心態定律	小田晉著	180 元
12. 幽默說話術	林振輝編著	200 元

13. 人能信賴幾分	淺野八郎著	180 元
14. 我一定能成功	李玉瓊譯	180 元
15. 獻給青年的嘉言	陳蒼杰譯	180 元
16. 知人、知面、知其心	林振輝編著	180 元
17. 塑造堅強的個性	坂上肇著	180 元
18. 為自己而活	佐藤綾子著	180 元
19. 未來十年與愉快生活有約	船井幸雄著	180 元
20. 超級銷售話術	杜秀卿譯	180 元
21. 感性培育術	黃靜香編著	180 元
22. 公司新鮮人的禮儀規範	蔡媛惠譯	180 元
23. 傑出職員鍛錬術	佐佐木正著	180 元
24. 面談獲勝戰略	李芳黛譯	180 元
25. 金玉良言撼人心	森純大著	180 元
26. 男女幽默趣典	劉華亭編著	180 元
27. 機智說話術	劉華亭編著	180 元
28. 心理諮商室	柯素娥譯	180 元
29. 如何在公司崢嶸頭角	佐佐木正著	180 元
30. 機智應對術	李玉瓊編著	200 元
31. 克服低潮良方	坂野雄二著	180 元
32. 智慧型說話技巧	沈永嘉編著	180 元
33. 記憶力、集中力增進術	廖松濤編著	180 元
34. 女職員培育術	林慶旺編著	180 元
35. 自我介紹與社交禮儀	柯素娥編著	180 元
36. 積極生活創幸福	田中真澄著	180 元
37. 妙點子超構想	多湖輝著	180 元
38. 說 NO 的技巧	廖玉山編著	180 元
39. 一流說服力	李玉瓊編著	180 元
40. 般若心經成功哲學	陳鴻蘭編著	180 元
41. 訪問推銷術	黃靜香編著	180 元
42. 男性成功秘訣	陳蒼杰編著	180 元
43. 笑容、人際智商	宮川澄子著	180 元
44. 多湖輝的構想工作室	多湖輝著	200 元
45. 名人名語啟示錄	喬家楓著	180 元
46. 口才必勝術	黃柏松編著	220 元
47. 能言善道的說話術	章智冠編著	180 元
48. 改變人心成為贏家	多湖輝著	200 元
49. 說服的ＩＱ	沈永嘉譯	200 元
50. 提升腦力超速讀術	齊藤英治著	200 元
51. 操控對手百戰百勝	多湖輝著	200 元
52. 面試成功戰略	柯素娥編著	200 元
53. 摸透男人心	劉華亭編著	180 元
54. 撼動人心優勢口才	龔伯牧編著	180 元
55. 如何使對方說 yes	程　羲編著	200 元
56. 小道理・美好人生	林政峯編著	180 元

・精 選 系 列・電腦編號 25

1.	毛澤東與鄧小平	渡邊利夫等著	280 元
2.	中國大崩裂	江戶介雄著	180 元
3.	台灣・亞洲奇蹟	上村幸治著	220 元
4.	7-ELEVEN 高盈收策略	國友隆一著	180 元
5.	台灣獨立（新・中國日本戰爭一）	森詠著	200 元
6.	迷失中國的末路	江戶雄介著	220 元
7.	2000 年 5 月全世界毀滅	紫藤甲子男著	180 元
8.	失去鄧小平的中國	小島朋之著	220 元
9.	世界史爭議性異人傳	桐生操著	200 元
10.	淨化心靈享人生	松濤弘道著	220 元
11.	人生心情診斷	賴藤和寬著	220 元
12.	中美大決戰	檜山良昭著	220 元
13.	黃昏帝國美國	莊雯琳譯	220 元
14.	兩岸衝突（新・中國日本戰爭二）	森詠著	220 元
15.	封鎖台灣（新・中國日本戰爭三）	森詠著	220 元
16.	中國分裂（新・中國日本戰爭四）	森詠著	220 元
17.	由女變男的我	虎井正衛著	200 元
18.	佛學的安心立命	松濤弘道著	220 元
19.	世界喪禮大觀	松濤弘道著	280 元
20.	中國內戰（新・中國日本戰爭五）	森詠著	220 元
21.	台灣內亂（新・中國日本戰爭六）	森詠著	220 元
22.	琉球戰爭①（新・中國日本戰爭七）	森詠著	220 元
23.	琉球戰爭②（新・中國日本戰爭八）	森詠著	220 元

・運 動 遊 戲・電腦編號 26

1.	雙人運動	李玉瓊譯	160 元
2.	愉快的跳繩運動	廖玉山譯	180 元
3.	運動會項目精選	王佑京譯	150 元
4.	肋木運動	廖玉山譯	150 元
5.	測力運動	王佑宗譯	150 元
6.	游泳入門	唐桂萍編著	200 元
7.	帆板衝浪	王勝利譯	300 元

・休 閒 娛 樂・電腦編號 27

1.	海水魚飼養法	田中智浩著	300 元
2.	金魚飼養法	曾雪玫譯	250 元
3.	熱門海水魚	毛利匡明著	480 元
4.	愛犬的教養與訓練	池田好雄著	250 元
5.	狗教養與疾病	杉浦哲著	220 元

6. 小動物養育技巧　三上昇著　300元
7. 水草選擇、培育、消遣　安齊裕司著　300元
8. 四季釣魚法　釣朋會著　200元
9. 簡易釣魚入門　張果馨譯　200元
10. 防波堤釣入門　張果馨譯　220元
20. 園藝植物管理　船越亮二著　220元
30. 汽車急救ＤＩＹ　陳瑞雄編著　200元
31. 巴士旅行遊戲　陳羲編著　180元
32. 測驗你的ＩＱ　蕭京凌編著　180元
33. 益智數字遊戲　廖玉山編著　180元
40. 撲克牌遊戲與贏牌秘訣　林振輝編著　180元
41. 撲克牌魔術、算命、遊戲　林振輝編著　180元
42. 撲克占卜入門　王家成編著　180元
50. 兩性幽默　幽默選集編輯組　180元
51. 異色幽默　幽默選集編輯組　180元

・銀髮族智慧學・電腦編號 28

1. 銀髮六十樂逍遙　多湖輝著　170元
2. 人生六十反年輕　多湖輝著　170元
3. 六十歲的決斷　多湖輝著　170元
4. 銀髮族健身指南　孫瑞台編著　250元
5. 退休後的夫妻健康生活　施聖茹譯　200元

・飲 食 保 健・電腦編號 29

1. 自己製作健康茶　大海淳著　220元
2. 好吃、具藥效茶料理　德永睦子著　220元
3. 改善慢性病健康藥草茶　吳秋嬌譯　200元
4. 藥酒與健康果菜汁　成玉編著　250元
5. 家庭保健養生湯　馬汴梁編著　220元
6. 降低膽固醇的飲食　早川和志著　200元
7. 女性癌症的飲食　女子營養大學　280元
8. 痛風者的飲食　女子營養大學　280元
9. 貧血者的飲食　女子營養大學　280元
10. 高脂血症者的飲食　女子營養大學　280元
11. 男性癌症的飲食　女子營養大學　280元
12. 過敏者的飲食　女子營養大學　280元
13. 心臟病的飲食　女子營養大學　280元
14. 滋陰壯陽的飲食　王增著　220元
15. 胃、十二指腸潰瘍的飲食　勝健一等著　280元
16. 肥胖者的飲食　雨宮禎子等著　280元

・家庭醫學保健・電腦編號 30

1. 女性醫學大全	雨森良彥著	380 元
2. 初為人父育兒寶典	小瀧周曹著	220 元
3. 性活力強健法	相建華著	220 元
4. 30 歲以上的懷孕與生產	李芳黛編著	220 元
5. 舒適的女性更年期	野末悅子著	200 元
6. 夫妻前戲的技巧	笠井寬司著	200 元
7. 病理足穴按摩	金慧明著	220 元
8. 爸爸的更年期	河野孝旺著	200 元
9. 橡皮帶健康法	山田晶著	180 元
10. 三十三天健美減肥	相建華等著	180 元
11. 男性健美入門	孫玉祿編著	180 元
12. 強化肝臟秘訣	主婦の友社編	200 元
13. 了解藥物副作用	張果馨譯	200 元
14. 女性醫學小百科	松山榮吉著	200 元
15. 左轉健康法	龜田修等著	200 元
16. 實用天然藥物	鄭炳全編著	260 元
17. 神秘無痛平衡療法	林宗駛著	180 元
18. 膝蓋健康法	張果馨譯	180 元
19. 針灸治百病	葛書翰著	250 元
20. 異位性皮膚炎治癒法	吳秋嬌譯	220 元
21. 禿髮白髮預防與治療	陳炳崑編著	180 元
22. 埃及皇宮菜健康法	飯森薰著	200 元
23. 肝臟病安心治療	上野幸久著	220 元
24. 耳穴治百病	陳抗美等著	250 元
25. 高效果指壓法	五十嵐康彥著	200 元
26. 瘦水、胖水	鈴木園子著	200 元
27. 手針新療法	朱振華著	200 元
28. 香港腳預防與治療	劉小惠譯	250 元
29. 智慧飲食吃出健康	柯富陽編著	200 元
30. 牙齒保健法	廖玉山編著	200 元
31. 恢復元氣養生食	張果馨譯	200 元
32. 特效推拿按摩術	李玉田著	200 元
33. 一週一次健康法	若狹真著	200 元
34. 家常科學膳食	大塚滋著	220 元
35. 夫妻們閱讀的男性不孕	原利夫著	220 元
36. 自我瘦身美容	馬野詠子著	200 元
37. 魔法姿勢益健康	五十嵐康彥著	200 元
38. 眼病錘療法	馬栩周著	200 元
39. 預防骨質疏鬆症	藤田拓男著	200 元
40. 骨質增生效驗方	李吉茂編著	250 元
41. 蕺菜健康法	小林正夫著	200 元

國家圖書館出版品預行編目資料

乳癌發現與治療　/ 天晶武雄原著　；　黃靜香譯.
. --2版.--　臺北市：大展，民89
面；21 公分.--（家庭醫學保健　；　64）

ISBN 957-468-022-3（平裝）
1. 乳癌
417.27　　　　　　　　　　　89010633

乳癌發現與治療

ISBN 957-468-022-3

原 著 者／天 晶 武 雄
編 譯 者／黃　靜　香
發 行 人／蔡　森　明
出 版 者／大展出版社有限公司
社　　址／台北市北投區（石牌）致遠一路 2 段 12 巷 1 號
電　　話／（02）28236031・28236033・28233123
傳　　真／（02）28272069
郵政劃撥／01669551
E - mail／dah-jaan@ms9.tisnet.net.tw
登 記 證／局版臺業字第 2171 號
承 印 者／國順圖書印刷公司
裝　　訂／嶸興裝訂有限公司
排 版 者／千兵企業有限公司
初版 1 刷／1991 年（民 80 年）5 月
2 版 1 刷／2000 年（民 89 年）10 月

定價／200 元

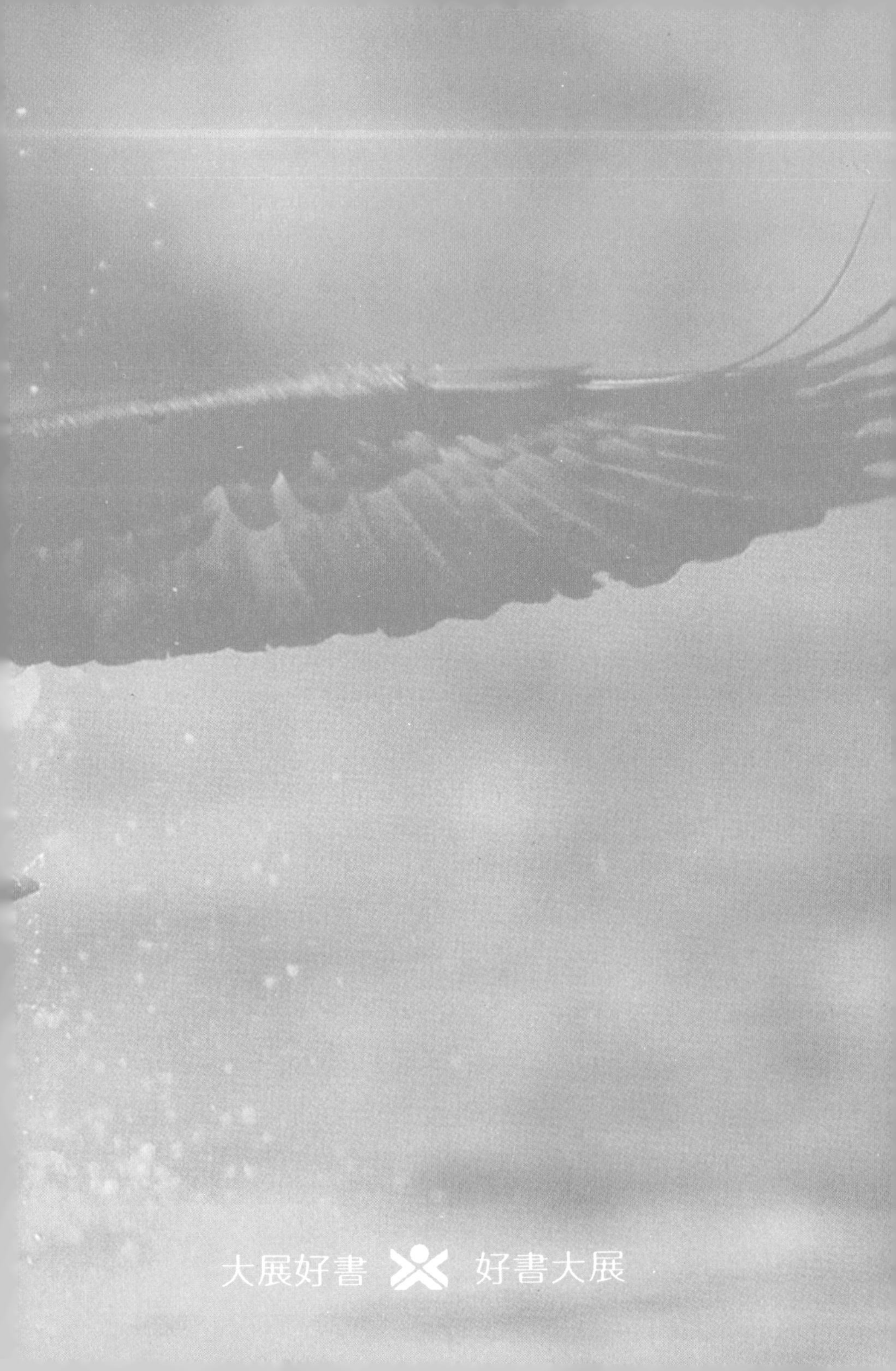
大展好書 好書大展

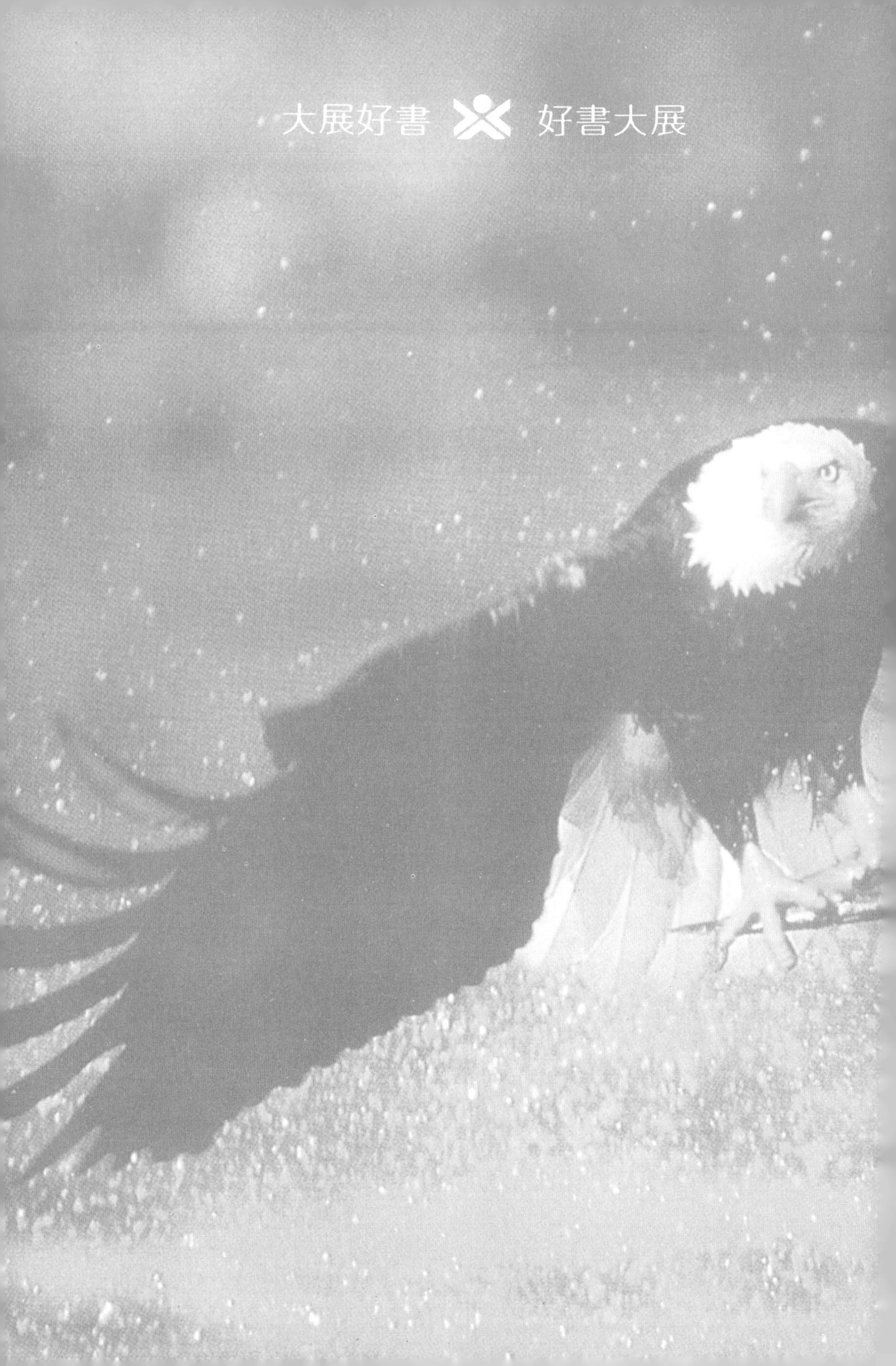
大展好書 好書大展